Dr. Nishpreet Singh
Dr. Ritesh Singla

Biomecânica dos alinhadores transparentes

Dr. Nishpreet Singh
Dr. Ritesh Singla

Biomecânica dos alinhadores transparentes

Uma revisão da literatura

ScienciaScripts

Imprint

Any brand names and product names mentioned in this book are subject to trademark, brand or patent protection and are trademarks or registered trademarks of their respective holders. The use of brand names, product names, common names, trade names, product descriptions etc. even without a particular marking in this work is in no way to be construed to mean that such names may be regarded as unrestricted in respect of trademark and brand protection legislation and could thus be used by anyone.

Cover image: www.ingimage.com

This book is a translation from the original published under ISBN 978-620-6-77284-2.

Publisher:
Sciencia Scripts
is a trademark of
Dodo Books Indian Ocean Ltd. and OmniScriptum S.R.L publishing group

120 High Road, East Finchley, London, N2 9ED, United Kingdom
Str. Armeneasca 28/1, office 1, Chisinau MD-2012, Republic of Moldova, Europe
Printed at: see last page
ISBN: 978-620-7-76559-1

<u>RECONHECIMENTO</u>

Em primeiro lugar e acima de tudo, gostaria de agradecer a Deus, que me dotou com a força, a coragem e a devoção necessárias para perseguir e atingir o meu objetivo.

Gostaria de expressar a minha sincera gratidão ao meu orientador e guia, **Dr. Ritesh Singla**, Professor Associado, Departamento de Ortodontia e Ortopedia Facial, MCODS, Manipal, pela sua inestimável orientação, encorajamento afetuoso e críticas construtivas que me ajudaram a concluir esta dissertação de forma atempada e bem sucedida.

Estou muito grato ao **Dr. Arun S. Urala**, Professor Sénior e à **Dra. Madhumitha Natarajan**, Professora e Directora do Departamento de Ortodontia e Ortopedia Facial, MCODS, Manipal, por toda a sua orientação inestimável e profunda sabedoria.

Agradeço aos professores do Departamento de Ortodontia e Ortopedia Facial, MCODS Manipal, **Dr. Divya S.** (Professor Associado), Dr. **Ramya Jathanna** (Leitor) e **Dr. Divya Pai** (Professor Assistente) pelos seus conhecimentos e conselhos.

Ficarei eternamente grato aos meus pais, o Sr. **Charanjeet Singh** e a **Sra. Ranjeeta Kaur**, ao meu irmão **Ronit Singh** e ao resto da minha família alargada por serem uma fonte contínua de motivação, conselhos afectuosos e apoio durante o curso da minha dissertação e da vida em geral.

Gostaria de expressar o meu apreço aos meus superiores, **Dr. Sachin Tallani e Dr. Arnav Munjal,** pelo inestimável apoio, encorajamento e orientação que me deram.

Gostaria de exprimir a minha gratidão aos meus colegas, **Dr. Akshita Pareek** e **Dr. Simarpreet Bhamra**, pela cooperação e assistência constantes que me prestaram.

Por último, mas não menos importante, os investigadores cujas contribuições para o corpo de conhecimento ajudaram a preparar o caminho para o meu esforço. Eles são os luminares intelectuais em cujos ombros me pude apoiar para dar este contributo inócuo à disciplina da medicina dentária. Tenho uma grande dívida de gratidão para com estes académicos conceituados pelo seu trabalho, que me proporcionou uma riqueza de informação.

Índice

INTRODUÇÃO

A especialidade de ortodontia e ortopedia dento-facial da medicina dentária centra-se na supervisão, direção e correção das estruturas dento-faciais em desenvolvimento ou maduras, incluindo as que requerem movimento dentário ou a correção de relações anormais e malformações das estruturas relacionadas, bem como a melhoria das relações entre os dentes e os ossos faciais através da aplicação de forças e/ou estimulação e redireccionamento.

O método baseado em problemas, desenvolvido pela primeira vez na medicina, tem sido utilizado na ortodontia para diagnosticar com precisão uma má oclusão. Todos os elementos que possam estar envolvidos na génese, na anomalia ou na forma como o tratamento é administrado devem ser considerados. Um exame clínico, uma história médica e dentária, e registos com modelos, fotografias e outras imagens são utilizados para recolher informação.

Nas últimas décadas, o diagnóstico ortodôntico e o planejamento do tratamento sofreram mudanças significativas, passando da análise bidimensional dos tecidos duros e da avaliação com gesso para a harmonia tridimensional dos tecidos moles assistida por tecnologia e estudos de proporções. Um exame clínico minucioso continua a ser essencial para fazer um diagnóstico preciso, e muitos aspectos do curso de ação recomendado tornam-se claros quando a apresentação funcional e esteticamente agradável do paciente é sistematicamente avaliada.

A profissão de ortodontista está a mudar devido à introdução de uma variedade de ferramentas de aquisição de dados digitais, incluindo tomografia computorizada de feixe cónico (T), scanners intra-orais e de secretária (I/D) e scanners faciais (F), software de planeamento, software de desenho e fabrico assistido por computador (CAM), novos materiais estéticos e ferramentas de fabrico potentes, incluindo fresadoras e impressoras.

O desenvolvimento da ortodontia digital foi desencadeado pela invenção dos Alinhadores no campo. Ambos os verbos, evolução e revolução, denotam uma mudança, mas as mudanças que estas duas palavras implicam são diferentes uma da outra. A revolução é uma mudança rápida, espetacular e total, enquanto a evolução se refere a uma transformação lenta e progressiva. O que está a ser referido como a "revolução digital" na Ortodontia deve ser chamado de "evolução digital". As definições de ortodontia e biomecânica permaneceram constantes ao longo do tempo e, como médicos, devemos ter em mente que a tecnologia é apenas uma ferramenta, não um fim em si mesma. Os ortodontistas podem ser distinguidos dos profissionais de marketing por isso.

A estrutura que determina os objectivos do tratamento do paciente é
fornecida pela lista de diagnósticos e problemas. A estratégia de
tratamento é então criada para atingir esses objectivos. O software usado
na ortodontia com alinhadores exibe animações do tratamento para ajudar
os clínicos a visualizar os dentes e a aparência facial desejados como
resultado do tratamento; no entanto, o ortodontista deve dissecar essas
animações quadro a quadro ou etapa a etapa para determinar a melhor
maneira de abordar o objetivo do tratamento, desde a mecânica até a
seqüência. Somente um controle preciso de cada passo do plano de
tratamento virtual pode produzir resultados confiáveis. Como é habitual, o
ortodontista, e não a técnica, é responsável pelo sucesso do tratamento.

Os registos temporários devem facilitar a avaliação da função e da
aparência do doente.

CONSIDERAÇÕES SOBRE O PLANEAMENTO DE UM TRATAMENTO ORTODÔNTICO COM ALINHADORES TRANSPARENTES

O planeamento de um tratamento ortodôntico com alinhadores transparentes envolve várias considerações para garantir resultados óptimos e a satisfação do paciente. Seguem-se alguns factores chave a considerar:

1. **Avaliação do paciente:** Realiza um exame minucioso da história dentária e médica do paciente, incluindo quaisquer condições dentárias existentes, hábitos de saúde oral e estado geral de saúde. Avalia a motivação e o empenho do paciente em cumprir o plano de tratamento.

2. **Avaliação ortodôntica:** Efectua uma avaliação ortodôntica abrangente, incluindo a avaliação de más oclusões, alinhamento dos dentes, oclusão e estética facial. Tira impressões dentárias, fotografias e radiografias para um diagnóstico preciso e planeamento do tratamento.

3. **Objectivos do tratamento:** Estabelece objectivos de tratamento claros em colaboração com o paciente, considerando as suas expectativas, necessidades funcionais e preferências estéticas. Discute os resultados realistas e as potenciais limitações da terapia com alinhadores transparentes.

4. **Planeamento de tratamento digital:** Utiliza tecnologias digitais avançadas, tais como scanners intra-orais e software de desenho assistido por computador (CAD) para criar modelos virtuais em 3D da dentição do paciente. Planeia digitalmente os movimentos dentários desejados, a expansão da arcada e os ajustes oclusais para simular o processo de tratamento.

5. Desenho de alinhadores personalizados: Concebe alinhadores transparentes personalizados, adaptados às necessidades ortodônticas específicas do paciente e ao plano de tratamento. Assegura o ajuste adequado, o conforto e a funcionalidade dos alinhadores para um movimento eficiente dos dentes e progresso do tratamento.

6. Cronograma do tratamento: Desenvolve um cronograma de tratamento detalhado, delineando a sequência de mudanças de alinhadores, a duração esperada do tratamento e as etapas previstas. Monitoriza regularmente o progresso do paciente e ajusta o plano de tratamento conforme necessário para obter os melhores resultados dentro do prazo previsto.

7. Cumprimento e acompanhamento: Educa o paciente sobre a importância de usar os alinhadores de acordo com as instruções (normalmente 20-22 horas por dia) e de manter uma boa higiene oral durante todo o período de tratamento. Marca consultas de acompanhamento regulares para monitorizar o progresso, abordar quaisquer questões ou preocupações e fazer os ajustes necessários ao plano de tratamento.

8. Colaboração interdisciplinar: Coordena com outros especialistas dentários ou prestadores de cuidados de saúde, conforme necessário, especialmente em casos que exijam abordagens de tratamento multidisciplinares, como a terapia periodontal, a dentisteria de restauração ou a cirurgia ortognática.

9. Educação e comunicação com o paciente: Fornece informações completas ao paciente sobre o processo de tratamento com alinhadores transparentes, potenciais desafios e resultados esperados. Encoraja uma comunicação aberta e aborda quaisquer questões ou preocupações para garantir a satisfação do paciente e o cumprimento do plano de tratamento.

10. <u>Retenção e cuidados pós-tratamento:</u> Desenvolve um plano de retenção para manter os resultados alcançados após a conclusão da terapia com alinhadores transparentes. Prescreve retentores e fornece instruções sobre a sua utilização para evitar recaídas e assegurar a estabilidade da dentição a longo prazo.

Ao considerar cuidadosamente estes factores e ao implementar uma abordagem de tratamento personalizada, os ortodontistas podem alcançar resultados de sucesso e prestar cuidados de elevada qualidade aos pacientes submetidos à terapia com alinhadores transparentes.

GESTÃO DA MÁ OCLUSÃO INTRA-ARCO, VERTICAL E TRANSVERSAL COM ALINHADORES

Os alinhadores, como os fornecidos por empresas como a Invisalign, tornaram-se cada vez mais populares para tratar vários tipos de más oclusões, incluindo discrepâncias verticais e transversais. No entanto, é importante notar que a adequação do tratamento com alinhadores para estas condições depende da gravidade e complexidade da má oclusão, bem como de factores individuais do paciente. Vê aqui como os alinhadores podem ser utilizados no tratamento de más oclusões verticais e transversais:

1. **Má oclusão vertical:**

As más oclusões verticais envolvem discrepâncias no posicionamento vertical dos dentes, tais como sobremordidas (em que os dentes superiores se sobrepõem excessivamente aos dentes inferiores) ou submordidas (em que os dentes inferiores sobressaem em relação aos dentes superiores). Em casos ligeiros a moderados, os alinhadores podem ser utilizados para corrigir estes problemas, reposicionando gradualmente os dentes ao longo do tempo.

-Sobremordidas: Os alinhadores podem ajudar a intruir os dentes anteriores superiores ou a extruir os dentes anteriores inferiores para reduzir a sobreposição entre os dentes superiores e inferiores.

-Mordidas inferiores: Os alinhadores podem ajudar a intruir os dentes anteriores inferiores ou a extruir os dentes anteriores superiores para melhorar a relação da mordida.

O tratamento com alinhadores para más oclusões verticais envolve normalmente uma série de moldeiras de alinhadores que são usadas sequencialmente para mover gradualmente os dentes para a posição desejada. Podem ser utilizados acessórios de precisão para ajudar a movimentar os dentes, especialmente em casos mais complexos.

2. **<u>Má oclusão transversal:</u>**

As más oclusões transversais envolvem discrepâncias na largura das arcadas dentárias, tais como mordidas cruzadas posteriores (em que os dentes superiores encaixam dentro dos dentes inferiores) ou mordidas cruzadas anteriores (em que os dentes anteriores superiores encaixam atrás dos dentes anteriores inferiores). Os alinhadores também podem ser utilizados para tratar discrepâncias transversais, embora a abordagem do tratamento possa variar consoante a natureza específica da má oclusão.

<u>-Mordidas cruzadas posteriores:</u> Os alinhadores podem ser concebidos para alargar gradualmente a arcada dentária superior ou estreitar a arcada dentária inferior para corrigir mordidas cruzadas posteriores.

<u>-Mordidas Cruzadas</u> Anteriores: Os alinhadores podem ser utilizados para retrair os dentes anteriores inferiores ou proclinar os dentes anteriores superiores para corrigir mordidas cruzadas anteriores.

O tratamento das más oclusões transversais com alinhadores pode envolver desenhos de alinhadores especializados, tais como os que têm características de expansão, para conseguir o movimento dentário necessário e a correção da largura da arcada.

Em ambos os casos, o planeamento cuidadoso do tratamento e o acompanhamento por um ortodontista ou dentista qualificado são essenciais para garantir resultados de sucesso. Os alinhadores oferecem várias vantagens, incluindo estética, conforto e comodidade em comparação com os aparelhos tradicionais, mas podem não ser adequados para todos os pacientes ou para todos os tipos de más oclusões. Os casos complexos podem ainda exigir tratamentos ortodônticos tradicionais ou uma combinação de abordagens para obter resultados óptimos.

Mordida profunda

A mordida profunda é definida como um aumento da sobremordida, e é medida como a sobreposição vertical dos incisivos perpendicular ao plano oclusal. Os dois tipos de origens das mordidas profundas são dentoalveolares (sobreerupção dos dentes frontais) e esqueléticas (baixo ângulo do plano mandibular, diminuição da altura da face inferior). A prevalência de mordidas profundas varia de 8% a 51%, dependendo do grupo étnico, do género e dos valores de limiar utilizados. Foi registada uma correlação entre a má oclusão molar sagital e as mordidas profundas, sendo a má oclusão molar de classe II significativamente mais provável de resultar numa sobremordida do que a má oclusão de classe I.

De acordo com a avaliação de Nanda, existem três abordagens distintas de tratamento: alargamento dos dentes anteriores (por vezes referido como intrusão relativa), intrusão dos incisivos superiores e/ou inferiores e extrusão dos dentes posteriores. Dependendo da situação clínica, todos esses efeitos podem ser alcançados simultaneamente.

Em vez de esperar muitos meses para unir a arcada inferior após os dentes superiores terem sido empurrados ou alargados para abrir a mordida, o ortodontista pode começar a tratar a sobremordida em ambas as arcadas imediatamente, utilizando alinhadores transparentes em vez de um aparelho fixo. A alternativa seria usar rampas de mordida desde o início, mas elas podem deixar o paciente desconfortável e eventualmente precisar de ajustes e limpeza adicional.

<u>Nivela a curva da velocidade...</u>

Uma mordida profunda anterior extrema está frequentemente associada a uma curvatura profunda da mandíbula. Uma sobremordida ideal pode ser alcançada através da invasão dos dentes anteriores e da extrusão dos dentes posteriores, principalmente pré-molares. Isto achata as arcadas. Como ambos servem como fonte recíproca de ancoragem, é difícil determinar a contribuição líquida da intrusão de caninos e incisivos versus a extrusão de molares e pré-molares para a curva geral de achatamento da lança. Os caninos e incisivos agirão como uma unidade de ancoragem sempre que os pré-molares tentarem ser extruídos, e a incursão resultante será uma consequência colateral muito agradável. Uma vez que a extrusão de pré-molares e molares pode ser suportada pelo crescimento vertical enquanto o crescimento ainda está ocorrendo, é um equívoco prevalente que a correção da mordida profunda e o achatamento da curva da lança são mais fáceis de serem alcançados em pacientes em crescimento. Por outro lado, o tratamento ortodôntico do adulto pode incluir uma correção de curva mais difícil, uma vez que o ortodontista não pode contar com a dimensão esquelética vertical para suporte ou influência. Além disso, a curvatura de Spee tende a tornar-se mais profunda à medida que as pessoas envelhecem, resultando em incisivos inferiores e caninos supra-erupcionados que também podem apresentar inclinação lingual (os incisivos superiores também podem apresentar inclinação lingual como resultado). Um plano oclusal mandibular de dois degraus com um degrau líquido entre os primeiros pré-molares e caninos é onde isso é clinicamente percetível.

Nessas situações, o desgaste excessivo das margens incisais também pode ser notado. Ao projetar uma correção da mordida profunda para um paciente adulto, o ortodontista deve considerar o futuro procedimento restaurador que será necessário para restaurar a correcta anatomia da coroa.

A proclinação dos incisivos inferiores deve ser sempre o ponto de partida para a curva de correção da spee, a fim de produzir uma intrusão relativa e começar a recuperar o espaço necessário para o movimento de intrusão autêntico. Prescrever mais torque radicular lingual quando necessário, pois a expressão da informação do torque radicular lingual nos incisivos inferiores ainda não foi estudada. É fundamental ter em mente que a distância interproximal pode facilitar os movimentos de intrusão.

Assim, uma sugestão clínica para a prescrição da intrusão anterior com um sistema de alinhadores transparentes □ poderia considerar o seguinte:

1. Intrusão de canino a canino a uma taxa de 0,15 mm por fase (cria primeiro um espaço extra de 0,5 mm para manter até o movimento estar completo)

2. Anexos gengivais rectangulares horizontais biselados em bicúspides inferiores: esses anexos devem ter 4 mm

de largura, 1,5 mm de altura, 1,2 mm de espessura na margem gengival e afunilada para 0,25 mm de espessura na margem oclusal.

3. Anexos oclusais horizontais rectangulares biselados nos caninos inferiores, esses anexos devem ter 4 mm de largura, 1,5 mm de altura e 1,25 mm de espessura na margem oclusal,

e afunilado para 0,25 mm na margem gengival

4. Fixações horizontais rectangulares nos molares para aumentar a

ancoragem

5. Intrusão alternada de caninos e incisivos

6. Coloca os acessórios oclusalmente, evitando interferências inter-arcos.

Nivelamento do incisivo superior

A decisão do clínico sobre a correção de uma sobremordida extrema é
guiada pelo exame clínico da face, do sorriso e da apresentação gengival
do paciente. Na verdade, uma curva de extrusão posterior inferior pura de
achatamento da lança pode nem sempre ser o melhor curso de ação em
situações clínicas; no entanto, os movimentos verticais nos
anterossuperiores devem ser sincronizados com a mecânica na arcada
inferior. No decorrer do planejamento do tratamento ortodôntico com
alinhadores, pode ser recomendada a intrusão seletiva dos incisivos
superiores ou inferiores.

A quantidade de incursão do incisivo superior deve ser reduzida ao
mínimo para manter a convexidade do sorriso e a edentulidade da coroa
suficiente para manter um sorriso jovem à medida que as pessoas
envelhecem.
Adultos com curvas de spee muito profundas frequentemente necessitam
de intrusão relativa superior e vestibularização da coroa dos incisivos,
onde o movimento vestibular dos incisivos inferiores é o passo inicial do
processo corretivo. É importante dar um espaço adequado (overjet
anterior sem contactos) para evitar a desoclusão posterior devido a fortes
colisões entre os incisivos inferiores e superiores provocadas por
interferências oclusais.
A intrusão pura pode ser utilizada depois de ter sido atingido o nível ideal

de intrusão relativa. Uma área de pressão lingual será introduzida no protocolo Align Technology G5 quando o pedido de intrusão ultrapassar o limite de 0,5 mm. Isto irá melhorar o paralelismo do vetor final da força de intrusão em relação ao longo eixo do dente.

Para ajudar na correção da mordida profunda, as rampas de mordida podem ser afixadas na parte lingual dos dentes. São óptimas, o que significa que podem ajustar-se em forma e localização conforme necessário para manter o contacto com os incisivos inferiores como resultado do torque aplicado à coroa vestibular do incisivo superior (tornam-se mais longas à medida que as coroas dos incisivos superiores se alargam). As rampas de mordida requerem espaço nas superfícies linguais dos incisivos e/ou caninos, pelo que não podem ser adicionadas regiões de pressão palatina ao mesmo dente, ao mesmo tempo, quando as rampas de mordida estão presentes. Como as rampas de mordida forçam o pré-contacto, tem havido algumas alegações de que elas podem ter um efeito invasivo nos incisivos superiores.

Embora esta afirmação possa ser uma ideia razoável, é crucial ter em conta que passamos a maior parte do tempo com os maxilares desarticulados, respeitando o nosso espaço vertical de autoestrada. Consequentemente, os pacientes só mordem sobre as rampas de mordida enquanto engolem, o que limita a sua eficácia real como intrusão superior. Muitos aparelhos funcionais funcionam com a mesma ideia das rampas de mordida em cera, que mantêm os maxilares permanentemente ocluídos. O seu principal objetivo é melhorar a extrusão posterior inferior através da criação de um pré-contacto anterior.

A idéia por trás das rampas de mordida de cera é a mesma que a de vários aparelhos funcionais, cujo objetivo principal é melhorar a extrusão posterior inferior criando um pré-contato anterior. Assim, as rampas de mordida que são suportadas por elásticos de classe II podem encorajar a extrusão dos dentes posteriores inferiores, particularmente em pacientes que estão a crescer. É vital notar que os elásticos são aconselhados em conjunto com alinhadores para aumentar a extrusão posterior, uma vez que o alinhador transparente actua como uma barreira auto-limitante que pode restringir a extrusão posterior. Por outro lado, com aparelhos funcionais, a correção vertical posterior ocorre espontaneamente, permitindo que os molares e pré-molares emerjam livremente.

Num caso de mordida profunda tratado com alinhadores, podem ser utilizados vários tipos de attachments para facilitar a movimentação dentária e alcançar resultados óptimos no tratamento. Estes acessórios, também conhecidos como botões ou auxiliares, são pequenas formas, da cor do dente, feitas de resina composta ou materiais semelhantes. São estrategicamente colocados em dentes específicos para proporcionar uma alavanca adicional para os alinhadores, ajudando a controlar a movimentação dentária de forma mais eficaz. Aqui estão alguns tipos comuns de acessórios utilizados no tratamento com alinhadores para casos de mordida profunda:

1. acessórios incisais/bordas: Estes attachments são colocados nos bordos incisais (superfícies de mordida) dos dentes anteriores superiores e inferiores. Proporcionam uma aderência para os alinhadores, permitindo-lhes aplicar forças verticais para intruir os dentes anteriores superiores e extruir os dentes anteriores inferiores, reduzindo assim a profundidade da mordida profunda.

2. acessórios gengivais/verticais: Os attachments gengivais estão posicionados perto da linha da gengiva dos dentes. Ajudam a aplicar forças aos dentes numa direção vertical, ajudando a intruir ou extruir dentes específicos, conforme necessário para corrigir a mordida profunda.

3. **Anexos laterais:** Os attachments laterais são colocados nos lados dos dentes, normalmente utilizados para ajudar no controlo do movimento dentário na direção horizontal. Em casos de mordida profunda, podem ser utilizados para ajudar a alinhar corretamente os dentes dentro das arcadas, melhorando a relação de mordida.

4. **Combinação de attachments:** Alguns casos podem necessitar de uma combinação de tipos de attachments para lidar com a natureza multifacetada das más oclusões de mordida profunda. Os ortodontistas podem utilizar uma combinação de attachments incisais, gengivais e laterais para conseguir o movimento dentário desejado e a correção da mordida.

5. **Anexos de precisão:** Os attachments de precisão são attachments personalizados que são fabricados com base nos requisitos específicos da má oclusão do paciente. Oferecem um controlo melhorado sobre o movimento dentário e podem ser adaptados para enfrentar os desafios únicos apresentados pelos casos de mordida profunda.

6. **Acessórios de rotação:** Nos casos em que os dentes precisam de ser rodados ou inclinados para melhorar o seu alinhamento, podem ser utilizados acessórios de rotação. Estes acessórios proporcionam uma alavanca adicional para guiar os dentes para a posição pretendida, ajudando a corrigir a mordida profunda.

7. **Dispositivos de Ancoragem Temporária (DATs):** Em casos complexos de mordida profunda, os dispositivos de ancoragem temporária (DATs) podem ser utilizados em conjunto com os alinhadores para proporcionar uma ancoragem adicional e facilitar um movimento

dentário mais controlado. Os DATs são mini-implantes que são colocados temporariamente no osso para servirem como pontos de ancoragem estáveis para os aparelhos ortodônticos.

É importante notar que a seleção e colocação de attachments no tratamento com alinhadores para casos de mordida profunda deve ser personalizada de acordo com as necessidades específicas de cada paciente e os objectivos do tratamento. Um ortodontista qualificado avaliará a má oclusão do indivíduo e desenvolverá um plano de tratamento personalizado, que pode incluir a utilização de vários tipos de attachments para obter resultados óptimos. A monitorização regular e os ajustes ao longo do processo de tratamento são essenciais para garantir o progresso e resolver quaisquer desafios que possam surgir.

Mordida aberta

A mordida aberta é um tipo de má oclusão em que não há sobreposição vertical ou contacto entre os incisivos anteriores. O termo "mordida aberta" foi cunhado por Carevelli em 1842 como uma classificação distinta de má oclusão.

Obviamente, um diagnóstico correto é essencial para determinar as medidas correctivas adequadas. É possível classificar três tipos de mordidas abertas

1. Dentário
2. Dento-esquelético
3. Esqueleto

Geralmente, a mordida aberta esquelética requer uma abordagem orto-cirúrgica. Em vez disso, os casos de mordida aberta dentária e dento-esquelética só podem ser tratados por meio de ortodontia.

Biomecânica para a correção da mordida aberta anterior

A extrusão dos incisivos, a intrusão dos dentes posteriores ou a combinação dos dois é uma forma de obter a biomecânica para a correção da mordida aberta anterior. Certas normas têm em conta a extração e a retração para o tratamento não cirúrgico de pacientes adultos que procuram a correção da mordida aberta dentária. Uma quantidade restrita de casos de mordida aberta é apropriada para este tipo de tratamento.

Os casos de mordida aberta dentária estão maioritariamente associados às seguintes características

1. Padrão craniofacial normal

2. Proclinação do incisivo

3. Dentes anteriores não rompidos

4. Pouca ou nenhuma exibição gengival no sorriso

5. Não mais do que 2 a 3 mm de exposição do incisivo superior em repouso

Se a mordida aberta anterior depende apenas da posição do dente, é uma mordida aberta relativa, a biomecânica para a correção é fácil, como se segue

1. Reduzir a inclinação dos incisivos para produzir uma extrusão relativa

2. Extrusão pura de incisivos por acessórios extrusivos

A quantidade de exposição incisal e gengival deve ser avaliada clinicamente antes de decidir se a extrusão pura é desejada do ponto de vista estético do sorriso. Para mordidas abertas com um componente esquelético causado pela hereditariedade e dentes posteriores supererupcionados, são necessários tratamentos ortodônticos complexos envolvendo intrusão ativa de molares ou até mesmo cirurgia ortognática de grande porte. O excesso dento-alveolar posterior, a rotação mandibular para baixo e para trás, entre outros factores, são causas comuns na determinação da causa das mordidas abertas.

Alguns procedimentos, como o aparelho extrabucal de tração alta, o arco transpalatino inferior com botão de resina e os blocos de mordida posterior, foram desenvolvidos para intruir os dentes posteriores em casos de mordidas abertas dentoesqueléticas ou, pelo menos, para impedir a erupção ou extrusão dos molares, numa tentativa de reduzir ou controlar a altura facial anterior, especialmente durante a idade de crescimento. Os dispositivos de ancoragem temporária (DATs) tornaram possível que pacientes adultos erupcionassem ativamente os seus dentes posteriores, o que melhorou a mordida aberta anterior e causou uma rotação mandibular no sentido anti-horário.

Um outro método tático para corrigir a mordida aberta anterior é a extração dos dentes posteriores. De facto, a extração de molares por causas periodontais ou de cárie dentária pode ser uma forma altamente eficiente de reduzir a altura facial quando necessário. A mandíbula pode pivotar para cima e para frente quando os molares terminais se deslocam para frente. Foi proposta uma teoria de que uma rotação mandibular no sentido anti-horário causa cerca de 2 a 3 mm de fechamento da mordida para cada 1 mm de movimento vertical invasivo dos molares.

Protocolo de alinhadores para correção de mordida aberta.

Desenho do software ClinCheck - O tratamento com alinhadores transparentes de casos de mordida aberta depende do tipo de má oclusão que requer correção, e a biomecânica específica tem de ser solicitada marcando as caixas apropriadas no formulário de prescrição do programa de software ClinCheck para gerar um plano ClinCheck previsível.

A mordida aberta relativa, outro nome para mordida aberta dentária, é caracterizada clinicamente pela proclinação excessiva dos incisivos. A redução da proclinação dos incisivos resulta numa extensão relativa dos dentes anteriores, que é a única opção de tratamento. Não é imprescindível a utilização de attachments para estes movimentos.

O primeiro passo é recuperar o espaço necessário em ambas as arcadas. A expansão da arcada e/ou a redução interproximal (IPR) podem ser utilizadas para ganhar espaço. A escolha é baseada nas dimensões dos dentes, na estrutura periodontal, na condição e na forma das arcadas. A forma da arcada pode ser facilmente alterada com alinhadores, e o problema pode então ser resolvido retraindo os incisivos para produzir extrusão relativa suficiente numa mordida aberta suave.

<u>Anexos em casos de mordida aberta-</u>

A extrusão dos dentes anteriores pode ser estrategicamente utilizada em casos de mordidas abertas dentárias mais severas. Sem dúvida, a extrusão é o movimento que os alinhadores têm mais dificuldade em reproduzir. Nestas circunstâncias, a extrusão dentária é significativamente influenciada pelos attachments. Quando é reconhecida uma extrusão pura de 0,5 mm ou mais, o software coloca automaticamente nos incisivos attachments e attachments extrusivos anteriores optimizados para ancoragem. Os attachments de extrusão tradicionais têm uma forma retangular e um bordo biselado que está virado para a gengiva para maximizar a pressão do alinhador e assegurar uma extrusão correcta.

Se a estética for importante para ti, estes acessórios também podem ser colocados na superfície palatina. De acordo com as nossas observações, o melhor controlo da extrusão relativa e absoluta dos incisivos foi conseguido através da aplicação de attachments rectangulares com um bordo biselado na direção da gengiva, com as maiores dimensões relativamente ao incisivo e o mais incisal possível. As formas e tamanhos dos acessórios de ancoragem podem variar de acordo com o tipo e/ou quantidade de dentes envolvidos. Para reparar a má oclusão, o tratamento dento-esquelético da mordida aberta segue um protocolo mais complexo. De facto, a estrutura esquelética deste tipo de mordida aberta apresenta um excesso vertical posterior dentoalveolar, que é a causa da altura facial inferior elevada.

Por este motivo, é necessária a intrusão dentária para diminuir o excesso vertical posterior, uma vez que a extrusão dentária anterior não é suficiente para a correção.

Os valores cefalométricos finais confirmam que a rotação mandibular no sentido anti-horário causada pela intrusão dentária posterior é a principal responsável pela correção da mordida aberta. A mordida aberta anterior é fechada pela ação combinada das forças intrusivas posteriores recíprocas e das forças extrusivas anteriores. Uma vez que a intrusão molar pode ser coordenada com alinhadores, chamamos-lhe intrusão selectiva. O plano envolve os primeiros molares e bicúspides da arcada inferior, bem como os primeiros e segundos molares da arcada superior. As fixações rectangulares nos molares e as óptimas nos bicúspides são frequentemente os planos para a colocação de fixações para ancoragem no protocolo. O protocolo Invisalign aprovado não exige a utilização de attachments para dentes intrusivos. Para aumentar os componentes intrusivos e, consequentemente, aumentar a eficácia, alguns clínicos especializados optam por incluir attachments rectangulares oclusais.

Criar uma sobrecorrecção é um passo crucial para fazer um planeamento previsível com alinhadores. Precisamos de ver a oclusão virtual final no Clin- Check, com pelo menos 2 mm de sobremordida positiva e contactos oclusais anteriores extensos. De acordo com a nossa perspetiva sobre a intrusão dentária, o efeito bite-block - causado por duas camadas de material de alinhador ensanduichado entre os dentes posteriores - é a forma mais significativa dos alinhadores reduzirem o excesso vertical posterior. Permite que os dentes posteriores sejam efetivamente inseridos, o que, por sua vez, permite a subsequente autorrotação da mandíbula e diminui a altura facial anterior.

Mordida cruzada anterior

Ocorre quando um ou mais dentes superiores da frente (incisivos) estão posicionados atrás dos dentes inferiores da frente quando os maxilares estão fechados. As mordidas cruzadas anteriores podem levar a problemas com a aparência do sorriso, bem como a problemas funcionais, tais como dificuldade em morder e mastigar.

A gestão da mordida cruzada anterior com alinhadores envolve uma abordagem sistemática que considera a gravidade da mordida cruzada, as causas subjacentes e as necessidades específicas do paciente. Segue-se um esboço geral de como a mordida cruzada anterior pode ser gerida com alinhadores:

1. Diagnóstico e planeamento do tratamento:

-O primeiro passo é diagnosticar a mordida cruzada anterior e avaliar a sua gravidade. Isto pode envolver um exame clínico, fotografias e impressões dentárias ou digitalizações.

-É então formulado um plano de tratamento com base nas necessidades específicas do paciente. Este plano irá delinear os passos necessários para corrigir a mordida cruzada utilizando alinhadores.

2. Avaliação ortodôntica:

-Uma avaliação ortodôntica ajuda a compreender as causas subjacentes da mordida cruzada anterior. Isto pode incluir factores como o apinhamento dentário, discrepâncias esqueléticas ou erupção dentária anormal.

3. Conceção e fabrico de alinhadores:

-Os alinhadores personalizados são concebidos com base no plano de tratamento. É frequentemente utilizado um software avançado para simular digitalmente os movimentos dos dentes e conceber alinhadores que deslocam gradualmente os dentes para a posição desejada.

-Os alinhadores são fabricados com material plástico transparente, sem BPA, que é confortável de usar e praticamente invisível.

4. Processo de tratamento:

-O paciente usa uma série de alinhadores, cada um concebido para mover os dentes ligeiramente para mais perto da sua posição correcta.

-Os alinhadores são normalmente usados durante 20-22 horas por dia e mudados a cada 1-2 semanas, conforme prescrito pelo ortodontista.

-São marcadas consultas de controlo regulares para monitorizar o progresso e fazer quaisquer ajustes necessários ao plano de tratamento.

5. redução interproximal (IPR) e acessórios:

-Em alguns casos, a redução interproximal (IPR) pode ser necessária para criar espaço para a movimentação dentária. Isto envolve raspar suavemente pequenas quantidades de esmalte entre os dentes.

-Os attachments, pequenas saliências da cor do dente, podem ser colados a dentes específicos para proporcionar uma alavanca adicional para os mover mais eficazmente.

6. **Refinamento e finalização:**

-Uma vez corrigida a mordida cruzada anterior, podem ser fornecidos alinhadores de refinamento para afinar as posições dos dentes e assegurar uma mordida óptima.

-Depois de se conseguir o alinhamento dentário desejado, pode ser prescrito um aparelho de contenção para manter os resultados e evitar recaídas.

7. **Cumprimento e acompanhamento do paciente:**

-A adesão do paciente é crucial para o sucesso do tratamento com alinhadores. Os pacientes devem usar os alinhadores de acordo com as instruções do seu ortodontista e comparecer a todas as consultas agendadas.

-As consultas regulares de acompanhamento permitem ao ortodontista monitorizar o progresso, abordar quaisquer preocupações e assegurar que o tratamento se mantém no caminho certo.

É essencial referir que o sucesso do tratamento com alinhadores para a mordida cruzada anterior depende de vários factores, incluindo a complexidade do caso, a colaboração do paciente e a competência e experiência do ortodontista responsável pelo tratamento. Em alguns casos, mordidas cruzadas anteriores particularmente severas ou complexas podem requerer intervenções adicionais, tais como cirurgia ortognática ou outros aparelhos ortodônticos em conjunto com os alinhadores. Por conseguinte, é necessária uma avaliação completa por um ortodontista qualificado para determinar a abordagem de tratamento mais adequada para cada caso individual.

Mordida cruzada posterior

Ocorre quando um ou mais dentes superiores posteriores (pré-molares ou molares) estão posicionados dentro ou atrás dos dentes inferiores quando os maxilares estão fechados. As mordidas cruzadas posteriores podem afetar o alinhamento da mandíbula, levando a problemas com a mordida, disfunção da articulação da mandíbula (articulação temporomandibular ou ATM) e desgaste irregular dos dentes.

Gerir uma mordida cruzada posterior com alinhadores envolve uma abordagem de tratamento abrangente que visa deslocar gradualmente os dentes desalinhados e corrigir a mordida. Segue-se uma descrição passo-a-passo de como a mordida cruzada posterior pode ser tratada com alinhadores:

1. Diagnóstico e planeamento do tratamento:

- O primeiro passo é diagnosticar a mordida cruzada posterior e avaliar a sua gravidade. Isto pode envolver um exame clínico, impressões dentárias, digitalizações e, possivelmente, radiografias para avaliar a relação esquelética subjacente entre os maxilares superior e inferior.

• É então desenvolvido um plano de tratamento com base nas necessidades específicas do paciente, considerando factores como a extensão da mordida cruzada, o alinhamento dos dentes, a oclusão e quaisquer questões associadas, como o apinhamento ou o espaçamento.

2. Conceção e fabrico de alinhadores:

• Os alinhadores personalizados são concebidos utilizando um software avançado, que simula digitalmente os movimentos dos dentes para corrigir a mordida cruzada.

- Os alinhadores são fabricados a partir de material plástico transparente, sem BPA, com base no plano de tratamento. São feitos à medida para se ajustarem confortavelmente aos dentes do paciente e exercerem forças suaves e controladas para os mover gradualmente para o alinhamento correto.

3. Colocação de anexos:

- Podem ser colocados acessórios em dentes específicos para ajudar no processo de alinhamento e proporcionar uma alavanca adicional para o movimento dos dentes.

- Dependendo do caso individual, os attachments podem ser posicionados nas superfícies vestibulares (externas), palatinas (superiores), bordas incisais ou áreas interproximais dos dentes envolvidos na mordida cruzada.

4. Redução interproximal (IPR):

- Nos casos em que existe apinhamento, pode ser efectuada uma redução interproximal (IPR) para criar espaço para a movimentação dentária.

- Isto envolve a remoção cuidadosa de pequenas quantidades de esmalte entre dentes adjacentes para aliviar o apinhamento e facilitar o alinhamento correto.

5. Processo de tratamento:

- O paciente usa uma série de alinhadores, cada um concebido para deslocar gradualmente os dentes para as suas posições correctas.

- Os alinhadores são normalmente usados durante 20-22 horas por dia e mudados a cada 1-2 semanas, conforme prescrito pelo ortodontista.

- São marcadas consultas de controlo regulares para monitorizar o progresso, fazer quaisquer ajustes necessários ao plano de tratamento e assegurar que a mordida cruzada está a ser corrigida eficazmente.

6. Refinamento e finalização:

- Uma vez corrigida a mordida cruzada posterior, podem ser fornecidos alinhadores de refinamento para afinar as posições dos dentes e assegurar uma mordida óptima.

• Depois de se conseguir o alinhamento dentário desejado, pode ser prescrito um aparelho de contenção para manter os resultados e evitar recaídas.

É importante notar que o sucesso do tratamento com alinhadores para a mordida cruzada posterior depende de vários factores, incluindo a complexidade do caso, a colaboração do paciente e a competência e experiência do ortodontista responsável pelo tratamento. Nalguns casos, as mordidas cruzadas particularmente severas ou complexas podem requerer intervenções adicionais, tais como cirurgia ortognática ou outros aparelhos ortodônticos em conjunto com os alinhadores. Por conseguinte, é necessária uma avaliação exaustiva por um ortodontista qualificado para determinar a abordagem de tratamento mais adequada para cada caso individual.

Tipos e colocação de acessórios em casos de mordida cruzada

Os attachments são pequenas saliências de resina composta, da cor do dente, que são coladas a dentes específicos durante o tratamento ortodôntico com alinhadores. Servem como pontos de ancoragem para os alinhadores, permitindo um movimento dentário mais preciso. Quando se corrige uma mordida cruzada com alinhadores, podem ser utilizados diferentes tipos de attachments e as suas colocações com base nas necessidades específicas do paciente e no plano de tratamento. Aqui estão alguns tipos comuns de attachments e suas colocações para a correção de mordidas cruzadas com alinhadores:

1. Anexos Incisais:

• Os acessórios incisais são colocados nos bordos incisais (bordos de mordida) dos dentes anteriores (dentes da frente) para facilitar os movimentos verticais e a rotação.

• Estes acessórios são particularmente úteis para tratar mordidas cruzadas anteriores, orientando o alinhamento dos incisivos superiores e inferiores.

2. Anexos bucais:

-Os attachments vestibulares são colocados nas superfícies exteriores dos dentes, normalmente mais perto da linha da gengiva.

-Proporcionam uma alavanca adicional para os alinhadores exercerem forças em direcções específicas, ajudando a corrigir a posição dos dentes envolvidos na mordida cruzada.

• Os acessórios vestibulares podem ser utilizados em mordidas cruzadas posteriores para ajudar no movimento de pré-molares ou molares.

3. Anexos palatinos:

• Os attachments palatinos são colados às superfícies palatinas (superiores) dos dentes, utilizados principalmente para controlar o movimento dos dentes posteriores.

• São benéficos para tratar mordidas cruzadas posteriores, orientando o alinhamento dos molares e pré-molares superiores.

4. Anexos interproximais:

• Os attachments interproximais são colocados entre dentes adjacentes para facilitar a redução interproximal (IPR) ou criar espaço para a movimentação dentária.

• Nos casos em que o apinhamento contribui para a mordida cruzada, podem ser utilizados encaixes interproximais para ajudar na expansão ou alinhamento do alinhador.

5. Anexos gengivais:

• Os acessórios gengivais são posicionados mais perto da linha da gengiva
e são utilizados para controlar o movimento dos alinhadores na direção
gengival.

• Podem ajudar a resolver discrepâncias verticais e garantir o alinhamento
correto dos dentes ao longo da linha da gengiva.

Os tipos e colocações específicos de attachments para corrigir mordidas
cruzadas com alinhadores variam consoante a anatomia dentária de cada
paciente, a gravidade da mordida cruzada e o plano de tratamento
concebido pelo ortodontista. Além disso, o ortodontista pode utilizar uma
combinação de diferentes tipos de attachments para obter os melhores
resultados.

Má oclusão intra-arco

A má oclusão intra-arco refere-se a problemas de desalinhamento que
ocorrem dentro de um único arco dentário, tais como apinhamento,
espaçamento, rotações ou dentes desalinhados. Gerir a má oclusão intra-
arco com alinhadores envolve uma abordagem sistemática que visa corrigir
gradualmente o alinhamento dos dentes para obter uma oclusão óptima. Vê
como pode ser feito:

1. Diagnóstico e planeamento do tratamento:

• O primeiro passo é diagnosticar o tipo específico e a extensão da má
oclusão intra-arco presente na dentição do paciente. Isto pode envolver um
exame clínico, impressões dentárias, digitalizações e radiografias.

• Com base no diagnóstico, é formulado um plano de tratamento para
resolver os problemas de desalinhamento e alcançar as posições dentárias e
a oclusão pretendidas.

2. Conceção e fabrico de alinhadores:

• Os alinhadores personalizados são concebidos utilizando um software especializado que permite um planeamento preciso dos movimentos dentários.

• Os alinhadores são fabricados a partir de material plástico transparente, sem BPA, feitos à medida para se adaptarem confortavelmente aos dentes do paciente e exercerem forças controladas para os mover gradualmente para o alinhamento correto.

3. Colocação de anexos:

• Podem ser colocados acessórios em dentes específicos para ajudar no movimento dos dentes e aumentar a eficácia do tratamento com alinhadores.

• Dependendo da natureza da má oclusão intra-arcada, os attachments podem ser posicionados estrategicamente para proporcionar uma alavancagem adicional para os movimentos do alinhador, tais como rotação, extrusão ou intrusão.

4. Redução interproximal (IPR):

• Em casos de apinhamento, pode ser efectuada uma redução interproximal (IPR) para criar espaço para a movimentação dentária.

• Isto envolve a remoção cuidadosa de pequenas quantidades de esmalte entre dentes adjacentes para aliviar o apinhamento e facilitar o alinhamento correto.

5. Processo de tratamento:

• O paciente usa uma série de alinhadores, cada um concebido para deslocar gradualmente os dentes para as posições desejadas.

• Os alinhadores são normalmente usados durante 20-22 horas por dia e mudados a cada 1-2 semanas, conforme prescrito pelo ortodontista.

• São marcadas consultas de controlo regulares para monitorizar o progresso, fazer quaisquer ajustes necessários ao plano de tratamento e garantir que a má oclusão intra-arco está a ser corrigida eficazmente.

6. Refinamento e finalização:

• Uma vez atingido o alinhamento dentário desejado, podem ser fornecidos alinhadores de refinamento para afinar as posições dos dentes e assegurar uma oclusão óptima.

• Depois de completares o tratamento com o alinhador, pode ser prescrito um aparelho de contenção para manter os resultados e evitar recaídas.

O sucesso do tratamento com alinhadores para a má oclusão intra-arco depende de factores como a complexidade do caso, a colaboração do paciente e a competência e experiência do ortodontista responsável pelo tratamento. Nalguns casos, podem ser necessários procedimentos adjuvantes, como extracções, cirurgia ortognática ou a utilização de aparelhos ortodônticos adicionais para obter resultados óptimos. Por conseguinte, é essencial uma avaliação exaustiva por um ortodontista qualificado para determinar a abordagem de tratamento mais adequada para cada caso individual de má oclusão intra-arco.

Tipos e colocação de acessórios para a má oclusão intra-arco

Na gestão da má oclusão intra-arco com alinhadores, os attachments desempenham um papel crucial na facilitação dos movimentos dentários e na obtenção de resultados óptimos. Os tipos e colocações dos attachments podem variar consoante a má oclusão específica e o plano de tratamento. Seguem-se alguns tipos e posicionamentos comuns de attachments utilizados para a má oclusão intra-arco:

1. Anexos Incisais:

• Os acessórios incisais são colocados nos bordos incisais (bordos de mordida) dos dentes anteriores (dentes da frente) para facilitar os movimentos verticais e a rotação.

• Estes acessórios são particularmente úteis para corrigir rotações, intrusões ou extrusões de dentes anteriores individuais.

2. Anexos bucais:

• Os attachments vestibulares são colocados nas superfícies exteriores dos dentes, normalmente mais perto da linha da gengiva.

• Proporcionam uma alavanca adicional para os alinhadores exercerem forças em direcções específicas, tais como movimentos corporais, inclinação ou rotação.

• Os acessórios bucais podem ser utilizados para corrigir rotações, melhorar o alinhamento ou fechar espaços entre os dentes.

3. Anexos palatinos:

• Os attachments palatinos são colados às superfícies palatinas (superiores) dos dentes, utilizados principalmente para controlar o movimento dos dentes posteriores.

• Podem ajudar a realizar movimentos corporais, rotações ou extrusões/intrusões dos dentes posteriores para corrigir problemas de má oclusão.

4. Anexos gengivais:

• Os acessórios gengivais são colocados mais perto da linha da gengiva e são utilizados para controlar o movimento dos alinhadores na direção gengival.

• Podem ajudar a resolver discrepâncias verticais e assegurar o
alinhamento correto dos dentes ao longo da linha da gengiva,
particularmente útil para corrigir más oclusões de mordida profunda ou
aberta.

5. Anexos interproximais:

• Os attachments interproximais são posicionados entre dentes adjacentes
para facilitar a redução interproximal (IPR) ou criar espaço para a
movimentação dentária.

• Podem ser utilizados para resolver problemas de apinhamento,
permitindo movimentos controlados dos dentes em casos de má oclusão
ligeira a moderada.

6. Acessórios auxiliares:

• Os acessórios auxiliares podem ser colocados em dentes específicos para
ajudar em movimentos mais complexos ou para ancorar elásticos para
aplicação de força adicional.

• Estes acessórios são personalizados com base no plano de tratamento e
podem variar em forma e tamanho, dependendo do movimento dentário
pretendido.

A seleção e colocação de attachments para a má oclusão intra-arco deve ser
cuidadosamente planeada pelo ortodontista, com base nas necessidades
individuais do paciente, no tipo e gravidade da má oclusão e nos resultados
desejados do tratamento. Além disso, a adesão do paciente e o cuidado
adequado com os attachments são essenciais para o sucesso do tratamento
com alinhadores. A monitorização regular e o ajuste do plano de tratamento
podem ser necessários para garantir o progresso e alcançar os melhores

resultados.

TRATAMENTO DA MÁ OCLUSÃO DE CLASSE 2

Introdução

A questão de saber se o tratamento ortodôntico moderado a severo pode ser completado por rotina com a tecnologia de alinhadores quando se trata de

más oclusões

de classe II

tem sido debatida desde o desenvolvimento do

tratamento

com alinhadores transparentes

(CAT). O CAT oferece várias opções terapêuticas potenciais, tais como

1. distalização molar

2. Derivação molar

3. Salto elástico

4. Extracções

5. Avanço mandibular

6. Cirurgia ortognática

1. **Distalização dos molares -** A distalização dos molares superiores é a técnica preferida em alguns casos de não extração para obter 3 a 4 mm de espaço na arcada dentária e estabelecer uma ligação de classe I, tanto em adultos como em adolescentes.

   A tração extrabucal com aparelho extrabucal tem uma longa história de uso na terapia de classe II, uma vez que se destina a empurrar a maxila e os molares superiores para distal. Os molares superiores também podem ser distalizados por forças intraorais ou extraorais.

Vários métodos, incluindo aparelhos intrabucais com e sem ancoragem esquelética, foram desenvolvidos nos últimos anos para diminuir a dependência da colaboração do paciente; entretanto, mesmo esses dispositivos podem resultar em inclinação desfavorável do molar superior e/ou perda da ancoragem anterior durante a distalização. Para que um dente se movimente, uma força aplicada deve passar pelo centro de resistência do dente ou a coroa do dente deve receber um complexo sistema de forças e momentos. De acordo com Simon et al. (2014), o movimento mais previsível (88%) a ser realizado com o CAT foi a distalização do molar superior. Os autores começaram por enfatizar os papéis críticos da adoção de acessórios adequados durante toda a fase de distalização e da correcta preparação do movimento projetado.

As descobertas de Simon et al (2014) foram validadas por Ravera et al. (2016), que também mostraram que a distalização é efetivamente alcançável até 2,5 mm no primeiro e segundo molares superiores, com os dentes posteriores tendo o melhor controle vertical e os dentes anteriores experimentando qualquer perda de ancoragem. A combinação de estadiamento, acessórios rectangulares verticais e elásticos de classe II (0,25-4,5 oz) para reforço de ancoragem produziu estes resultados.

A eficácia biomecânica da terapia com alinhadores pode ser melhorada pelo uso de attachments compostos. Os attachments verticais longos na face vestibular dos molares podem gerar um momento suficiente para impedir o movimento de inclinação. Os attachments verticais longos podem, portanto, melhorar a ancoragem posterior enquanto retraem os dentes anteriores e oferecem um bom controlo da inclinação durante o movimento dos molares.

Recentemente, Gomez et al. mostraram que um momento no sentido horário e uma inclinação distal eram produzidos no canino superior quando o segmento do alinhador era empurrado distalmente sem attachments. Essa tendência foi auxiliada pela presença de attachments compostos, que criaram um contra-momento que favoreceu um movimento físico.

Tanto para o paciente como para o ortodontista, a terapia com alinhadores é um tratamento ortodôntico personalizado. Na maioria dos sistemas existentes no mercado, o dentista prescritor pode optar por attachments de compósito para gerir os molares superiores durante o processo de distalização.

2. **<u>Rotação do molar superior -</u>** Cerca de 95% dos pacientes com má oclusão de classe II com divisão de ângulo apresentam rotação mesiopalatina do primeiro molar superior, e a maioria desses pacientes como um todo apresenta rotação mesiopalatina do primeiro molar superior. A rotação mesiopalatina dos primeiros molares superiores resulta frequentemente numa perda de espaço intra-arco. Com base nisso, pode-se dizer que a rotação bucodistal dos primeiros molares superiores é um processo útil para melhorar a conexão dentária de classe II. A rotação dos molares foi mencionada como um dos movimentos previsíveis gerenciados pelos alinhadores.

3. **<u>O Efeito Elástico</u>** - Utilizando a mecânica interarcos, o efeito elástico pode ser caracterizado como uma correção de classe II. Para facilitar a visualização do objetivo do tratamento pretendido, ele é simulado em setups virtuais através de uma mudança gradual da oclusão da classe II

para a classe I. Os movimentos dentários individuais necessários para alinhar os dentes são configurados para proteger o efeito dessa correção da mordida, usando botões e elásticos. Aconselha-se a utilização de elásticos desde o início do tratamento até se atingir a correção antero-posterior necessária.

Quando se usa elásticos em conjunto com o escalonamento simultâneo, menos alinhadores são necessários do que com a distalização. Para fornecer aos elásticos de classe II o espaço adequado para maximizar seus efeitos, o planejamento do preparo virtual deve primeiro passar por um passo preparatório no qual qualquer interferência potencial entre arcos é eliminada.

4. As extracções, a cirurgia ortognática e o avanço mandibular são explicados noutros capítulos.

A colocação e as formas dos acessórios para os casos de má oclusão de Classe 2 nos alinhadores são altamente individualizadas e dependem do plano de tratamento específico concebido pelo ortodontista. A má oclusão de Classe 2 refere-se a uma situação em que o maxilar superior e os dentes estão posicionados à frente do maxilar inferior e dos dentes, criando uma sobremordida. A correção da má oclusão de Classe 2 com alinhadores envolve normalmente um planeamento preciso, e os attachments desempenham um papel crucial na obtenção do movimento dentário desejado. Seguem-se algumas considerações gerais:

Colocação:

1. Anexos anteriores e posteriores: Os attachments podem ser colocados tanto nos dentes anteriores (frente) como nos posteriores (atrás) para tratar os vários componentes da má oclusão.

2. Colocação estratégica para correção da mordida: Os attachments podem ser colocados estrategicamente para facilitar a correção da sobremordida, assegurando que os dentes superiores e inferiores se alinham corretamente.

3. Personalizado para cada dente: A colocação dos attachments irá variar para cada dente com base no seu papel específico na má oclusão e no movimento planeado.

Forma:

1. Bordos incisais: Os encaixes nos dentes anteriores podem ser concebidos para influenciar os bordos incisais (bordos de mordida) para melhorar o alinhamento e a correção da mordida.

2. Anexos de Intrusão: A má oclusão de classe 2 pode implicar a necessidade de intrusão (deslocação vertical dos dentes). Para este efeito, podem ser utilizados attachments com formas específicas.

3. Anexos rotacionais: Se existirem problemas de rotação em determinados dentes, podem ser utilizados encaixes com formas conducentes ao movimento de rotação.

4. Contornos personalizados: As formas dos attachments são personalizadas de acordo com a anatomia do dente e o tipo de movimento necessário para corrigir eficazmente a má oclusão.

Considerações estéticas:

1. Anexos da cor dos dentes: Tal como noutros casos, os acessórios utilizados para os casos de má oclusão de Classe 2 são normalmente da cor dos dentes para manter o aspeto estético do tratamento com alinhadores.

2. **<u>Bordos suaves:</u>** Os rebordos dos acessórios são concebidos para serem lisos, de modo a minimizar qualquer potencial irritação ou desconforto.

É importante enfatizar que a colocação específica e as formas dos acessórios para os casos de má oclusão de Classe 2 serão determinadas pelo ortodontista após um exame e análise minuciosos da anatomia dentária e das características de má oclusão únicas do paciente. A tecnologia avançada, como o planeamento de tratamento computorizado, ajuda a criar um plano preciso e eficaz para a movimentação dentária utilizando alinhadores nos casos de má oclusão de Classe 2.

TRATAMENTO EM CASOS DE EXTRACÇÃO

A biomecânica em casos de extração com alinhadores refere-se à aplicação
de princípios relacionados com a mecânica do movimento dentário e as
respostas fisiológicas dos tecidos circundantes quando um ou mais dentes
são extraídos durante o tratamento ortodôntico com alinhadores. Aqui estão
algumas considerações chave da biomecânica em casos de extração com
alinhadores:

1. Fecha o espaço:

• **Otimização das Forças:** A biomecânica em casos de extração envolve a
otimização das forças aplicadas pelos alinhadores para fechar os espaços
criados pelos dentes extraídos. Os alinhadores devem exercer forças
controladas e direccionadas para trazer os dentes adjacentes para a posição
do dente extraído.

2. Movimento dos dentes:

• **Translação Controlada dos Dentes:** Os alinhadores utilizam uma
translação controlada para mover os dentes para as posições desejadas. Nos
casos de extração, esta translação é crucial para fechar os espaços de
extração, mantendo o alinhamento e a oclusão adequados.

3. Colocação de anexos:

• **Utilização estratégica de attachments:** Os attachments podem ser
colocados estrategicamente em determinados dentes para aumentar a
precisão e a eficácia do movimento dentário, especialmente em casos de
extração em que são necessários movimentos específicos.

4. Forças biomecânicas:

• **Aplicação de força contínua:** Os alinhadores aplicam forças contínuas
e suaves aos dentes, guiando-os para as suas novas posições ao longo do

tempo. A biomecânica assegura que estas forças são distribuídas adequadamente para obter resultados previsíveis e estáveis.

5. Compromisso dos auxiliares:

- **Ferramentas auxiliares:** Os ortodontistas podem utilizar auxiliares, como elásticos ou botões, em conjunto com os alinhadores para facilitar movimentos biomecânicos específicos necessários em casos de extração, como fechar espaços ou tratar determinadas rotações dentárias.

6. Movimento da raiz e resposta dos tecidos:

- **Monitorização da reabsorção radicular:** A biomecânica também envolve a consideração do potencial de reabsorção radicular, particularmente em casos de extração. A monitorização da aplicação de força para minimizar quaisquer efeitos adversos nas raízes é importante para a saúde oral a longo prazo.

7. Colaboração interdisciplinar:

- **Coordenação com o cirurgião oral e dentista:** O planeamento biomecânico em casos de extração pode envolver a coordenação com cirurgiões orais ou dentistas gerais que realizaram as extracções. A comunicação é fundamental para alcançar um resultado harmonioso do tratamento.

8. Conformidade do paciente:

- **Conformidade com o uso:** A biomecânica nos casos de extração depende da adesão do paciente ao uso dos alinhadores conforme as instruções. O uso consistente é essencial para o sucesso do plano de tratamento.

9. Acompanhamento e ajustamentos:

• **Avaliação regular:** A monitorização regular do movimento do dente e a
realização dos ajustes necessários ao plano de tratamento com base no
progresso são componentes cruciais da biomecânica em casos de extração.
A biomecânica em casos de extração com alinhadores é um campo
dinâmico e em evolução, e os ortodontistas utilizam os seus
conhecimentos, juntamente com os avanços da tecnologia, para adaptar os
planos de tratamento a cada paciente, garantindo resultados eficientes e
previsíveis. A capacidade de controlar com precisão o movimento dentário
é uma vantagem fundamental da terapia com alinhadores em casos de
extração.

Os alinhadores atraem os adultos devido à sua estética agradável e à sua
capacidade de produzir movimentos dentários graduais com forças ligeiras
ao longo do tempo. Quando os espaços de extração são fechados com
alinhadores, é frequentemente causado um efeito de curvatura devido à
flacidez do plástico à volta dos locais de extração.

Esse efeito pode ser evitado com o uso de elásticos classe II para melhorar
a ancoragem intermaxilar. Porém, se um elástico for fixado diretamente a
um alinhador, o plástico se separará dos dentes, tornando mais difícil
manter o controle sobre os movimentos dentários mesiais e distais. No caso
mostrado aqui, ganchos de ligação direta foram fixados nos caninos
superiores para permitir que os dentes girassem tanto mesialmente quanto
distalmente dentro dos alinhadores, deixando uma margem de mais de 2
mm entre as bordas incisais e os alinhadores.

Ao invés de prender os elásticos na arcada mandibular (que estava servindo
como ancoragem) diretamente nos alinhadores, eles foram presos a botões

nas superfícies vestibulares dos primeiros molares. Isso evitou que os alinhadores se levantassem dos dentes, enquanto que as fixações retangulares verticais nas bordas mesiais dos molares impediram a angulação mesial. Isto evitou a inclinação dos dentes adjacentes aos locais de extração mandibular.

Em casos de extração com alinhadores, a colocação e a forma dos attachments desempenham um papel crucial na facilitação do movimento dentário controlado, fechando os espaços de extração e alcançando os resultados ortodônticos desejados. Aqui estão as considerações para a colocação e forma dos attachments em casos de extração:

Colocação:
1. Colocação estratégica de acessórios:
• Os attachments são colocados estrategicamente em dentes específicos com base no plano de tratamento concebido pelo ortodontista.
• Nos casos de extração, podem ser utilizados attachments nos dentes adjacentes aos locais de extração para otimizar as forças de fecho dos espaços.

2. Ênfase no controlo da ancoragem:
• Podem ser colocados attachments em determinados dentes para ajudar no controlo da ancoragem, evitando movimentos indesejados e concentrando as forças nos dentes que estão a ser movimentados ativamente.

3. Melhorar os movimentos de rotação ou de inclinação:
• Podem ser colocados acessórios para melhorar a biomecânica dos movimentos de rotação ou de inclinação necessários para fechar

eficazmente os espaços de extração.

4. Considera o movimento das raízes:

• A colocação deve ter em conta a biomecânica do movimento radicular, assegurando que as forças são aplicadas de forma controlada para minimizar potenciais efeitos adversos, como a reabsorção radicular.

Forma:

1. Formas de fixação personalizadas:

• As formas dos attachments são personalizadas com base no tipo de movimento dentário necessário no caso de extração. Isto pode incluir formas para rotação, intrusão, extrusão ou outros movimentos específicos.

2. Contornos suaves:

• As formas de fixação são concebidas com contornos suaves para minimizar qualquer potencial irritação ou desconforto para o doente.

3. Considerações estéticas:

• Os acessórios da cor dos dentes são normalmente utilizados para manter o aspeto estético do tratamento com alinhadores, assegurando que se misturam com a cor natural dos dentes.

4. Adaptação à anatomia do dente:

• As formas dos encaixes são adaptadas à anatomia de cada dente para maximizar a sua eficácia na transmissão de forças e na orientação do movimento dentário.

<u>**Conforto do paciente:**</u>

1. Evita a interferência:

• As formas de fixação são concebidas para evitar interferências com a mordida do paciente e para prevenir qualquer desconforto durante as funções orais normais.

2. Libertação de tecidos moles:

• Tem em consideração o afastamento dos acessórios dos tecidos moles para evitar irritações e permitir uma fácil remoção e inserção dos alinhadores.

<u>**Acompanhamento e ajustamentos:**</u>

1. Avaliações regulares:

• As avaliações regulares do ortodontista envolvem a avaliação da eficácia dos encaixes na realização dos movimentos dentários planeados e a realização de ajustes, se necessário.

2. Educação dos doentes:

• Os pacientes são informados sobre a importância do uso correto dos alinhadores e dos cuidados a ter para garantir que os acessórios se mantêm firmemente no lugar durante todo o tratamento.

A colocação e a forma específicas dos attachments em casos de extração serão determinadas pelo ortodontista com base no plano de tratamento individual do paciente, considerando factores como o tipo de má oclusão, os dentes envolvidos e os movimentos dentários desejados. Os sistemas avançados de planeamento do tratamento computorizado são muitas vezes utilizados para otimizar a colocação e o desenho dos attachments para um movimento dentário preciso e eficiente.

ORTODONTIA INTERCEPTIVA EM ALINHADORES

A ortodontia interceptiva refere-se à intervenção precoce e ao tratamento de problemas ortodônticos em crianças, normalmente antes da erupção de todos os dentes permanentes. O objetivo é resolver problemas em desenvolvimento, orientar o desenvolvimento adequado dos maxilares e dos dentes e minimizar a necessidade de um tratamento ortodôntico mais extenso mais tarde.

Os alinhadores, como o Invisalign, tornaram-se uma escolha popular para o tratamento ortodôntico devido ao seu atrativo estético e conforto. Embora os aparelhos ortodônticos tradicionais ainda sejam normalmente utilizados, os alinhadores oferecem uma alternativa que é frequentemente preferida por adultos e adolescentes. Os alinhadores são moldeiras transparentes e amovíveis que movem gradualmente os dentes para as posições desejadas.

No contexto da ortodontia interceptiva, os alinhadores podem ser utilizados para resolver determinados problemas ortodônticos em pacientes jovens. Seguem-se algumas formas em que a ortodontia interceptiva com alinhadores pode ser utilizada:

1. Tratamento precoce de problemas específicos:

- **Mordidas cruzadas:** Os alinhadores podem ser utilizados para corrigir arcadas dentárias estreitas ou mordidas cruzadas nas fases iniciais de desenvolvimento.

- **Apinhamento:** Os alinhadores podem ajudar a resolver problemas de apinhamento, criando espaço para um alinhamento correto dos dentes.

2. Fase I do tratamento:

• Nalguns casos, a ortodontia interceptiva envolve a Fase I do tratamento para resolver determinados problemas precocemente, seguida de uma segunda fase de tratamento com aparelhos ou alinhadores quando os dentes permanentes já tiverem irrompido.

3. Questões funcionais:

• Os alinhadores podem ser utilizados para resolver problemas funcionais, tais como problemas de mordida, nas suas fases iniciais.

4. Orienta o crescimento das mandíbulas:

• Os alinhadores podem desempenhar um papel na orientação do crescimento do maxilar nos casos em que existem preocupações quanto ao desenvolvimento do maxilar.

5. Previne futuras complicações:

• Ao abordar os problemas ortodônticos precocemente, o tratamento intercetivo com alinhadores visa prevenir o desenvolvimento de problemas mais graves que podem exigir uma intervenção ortodôntica extensa mais tarde na vida.

É importante notar que nem todos os problemas ortodônticos podem ser tratados eficazmente com alinhadores, especialmente em crianças mais novas com dentição mista. Em alguns casos, pode ainda ser recomendado o uso de aparelhos ortodônticos tradicionais ou outros aparelhos ortodônticos.

A abordagem específica da ortodontia interceptiva com alinhadores dependerá das necessidades individuais do paciente e da avaliação do ortodontista do seu desenvolvimento dentário e esquelético. A consulta precoce com um ortodontista é crucial para determinar o curso de ação mais adequado para o tratamento ortodôntico de uma criança.

Os benefícios do tratamento ortodôntico precoce ainda estão em discussão. A literatura atualmente publicada indica que, apesar de muitas más oclusões sagitais, verticais e transversais serem detectáveis e diagnosticadas na dentição mista precoce, o valor da ortodontia interceptativa é discutível.

No entanto, uma análise recente descobriu que, em vez de melhorar o esqueleto, o equipamento funcional removível pode ter benefícios dentoalveolares positivos a curto prazo. Além disso, uma atualização recente de uma revisão da Cochrane afirmou que o tratamento ortodôntico precoce para crianças com dentes anteriores superiores proeminentes é mais eficaz do que um curso de tratamento ortodôntico durante a adolescência na redução da incidência de trauma incisal. Essa afirmação foi feita com base em evidências de qualidade baixa a moderada. Quando comparamos o tratamento precoce com o tratamento tardio, não parece haver nenhum benefício adicional. Ao considerar a estética geral, a aparência do sorriso é crucial tanto para adolescentes como para crianças com menos de dez anos. Portanto, a diminuição da proclinação dos incisivos superiores não deve ser subestimada. Mesmo para crianças pequenas, a correção das alterações do sorriso pode desempenhar um papel fundamental na manutenção de um bom desenvolvimento psicológico, protegendo contra o bullying e a provocação dos colegas, bem como melhorando as ligações sociais.

Quando são detectados hábitos orais problemáticos, a ortodontia interceptiva também pode ser aconselhada, uma vez que os padrões anormais de respiração bucal e de deglutição têm sido diretamente associados ao agravamento das más oclusões. Além disso, o tratamento ortodôntico precoce tem-se revelado benéfico para o tratamento de crianças que sofrem de apneia do sono. Este tratamento consiste maioritariamente na expansão da maxila e no avanço da mandíbula.

Expansão maxilar

Os ortodontistas vêem e tratam frequentemente crianças com constrição transversal da maxila e apinhamento maxilar. Para crianças com deficiências transversais, uma abordagem de tratamento recomendada é a ortodontia interceptiva com expansão maxilar (EM), que visa aumentar as larguras transversais da maxila. Essa estratégia é especialmente crucial para crianças que apresentam mordida cruzada posterior, pois foi demonstrado que ela identifica hábitos mastigatórios aberrantes e o surgimento de assimetrias esqueléticas.

Como a deficiência transversal não se auto-corrige entre as dentições decídua, mista e permanente, a expansão é particularmente desejada para pacientes juvenis classe II divisão I com maxilas constritas. Embora ainda não exista um consenso universal sobre esse assunto, o alargamento da arcada maxilar pode ajudar a classe II com mandíbula retrognática, causando um deslocamento espontâneo da mandíbula para frente.

Além disso, as arcadas maxilares são frequentemente alargadas para tratar o apinhamento anterior e melhorar a estética do sorriso das crianças. Quando os incisivos laterais permanentes irrompem, o apinhamento dos incisivos permanentes é frequentemente observado, juntamente com rotações relacionadas e/ou mordida cruzada anterior.

O objetivo da terapia interceptiva na dentição mista precoce é criar espaço suficiente para os incisivos laterais superiores permanentes se alinharem espontaneamente antes de erupcionarem completamente.

Se o apinhamento for de apenas alguns milímetros, o crescimento normal pode ser suficiente; no entanto, se o palato for estreito e o apinhamento for maior do que isso, a expansão maxilar pode ser uma técnica útil. De acordo com Rosa et al., o clínico deve levar em consideração que os primeiros molares permanentes são frequentemente inclinados para vestibular e que um maior movimento vestibular resultará em problemas periodontais e interferências oclusais posteriores ligadas ao aprofundamento da curva de Wilson ao planejar a expansão rápida interceptativa da maxila (ERM) na ausência de mordida cruzada posterior. Além disso, o apinhamento anterior pode não ser resolvido pela quantidade de expansão anterior. Os molares permanentes devem migrar na direção do palato, e a expansão deve, idealmente, ser restrita à porção anterior da arcada.

Em relação às distinções entre os vários protocolos de ativação para a expansão maxilar, uma revisão sistemática recente esclarece alguns resultados ao comparar a ERM e a expansão lenta da maxila (ERM). Verifica-se que os diâmetros transversais da maxila aumentam significativamente em ambos os grupos a curto prazo, mas o protocolo de ERM causa mais movimento de inclinação na região molar, enquanto o protocolo de ERM é mais preditivo do movimento dos molares superiores no corpo.

Para otimizar os resultados ortopédicos, a ERM emprega forças interrompidas mais fortes, enquanto a expansão palatina gradual utiliza forças contínuas mais suaves para deslocar os dentes a um ritmo supostamente mais fisiológico. Forças leves intermitentes são usadas pelos alinhadores para mover os dentes, e esse tipo de força é capaz de mover os dentes ortodonticamente com menos danos às células periodontais.

Dado que a natureza viscoelástica do periodonto parece fazer com que este interprete forças leves e contínuas como forças intermitentes, a expansão que os alinhadores criam pode ser classificada como PME.

A Align Technology, Inc., San José, CA, EUA, acaba de introduzir o procedimento de expansão maxilar com alinhador transparente (Invisalign First). Os alinhadores podem ser capazes de contornar algumas das desvantagens dos expansores palatinos, especialmente em situações em que não há mordida. Todos os dentes da arcada maxilar podem ser movimentados sob controlo com a ajuda destes aparelhos, que visam criar um alinhamento e nivelamento inicial, ao mesmo tempo que alargam a arcada. Para além de controlar os primeiros molares superiores no plano frontal, os alinhadores podem também ser muito úteis para os controlar nos planos horizontal e sagital. Isto ajuda a prevenir todas as dificuldades anteriormente discutidas relativamente a potenciais problemas periodontais.

Além disso, os alinhadores podem regular a expansão anterior da arcada para criar espaço suficiente para os incisivos laterais superiores permanentes se alinharem espontaneamente antes de erupcionarem completamente.

Determinadas formas de fixação foram criadas para melhorar a retenção do alinhador e regular o movimento de inclinação, a fim de adquirir compensação de torque e evitar um aprofundamento da curva de Wilson devido às coroas clínicas curtas dos dentes decíduos.

Atualmente, existem duas opções disponíveis para a preparação:

(1) Os molares permanentes (se necessário, de acordo com o plano de tratamento) serão deslocados para vestibular, utilizando o resto da arcada

como ancoragem; os molares decíduos e os caninos só serão deslocados para vestibular, utilizando os molares permanentes e os incisivos como unidades de ancoragem, quando tiverem atingido a sua posição final; ou

(2) Os molares permanentes e os dentes decíduos são movidos para vestibular de uma forma simultânea. As porções distais dos alinhadores não são suficientemente rígidas para suportar um movimento vestibular previsível de tantos dentes ao mesmo tempo, pelo que esta fase não é a opção de tratamento de primeira linha.

A calendarização é outro elemento crucial a ter em conta. A expansão da arcada maxilar é melhor realizada nos estágios iniciais da dentição mista, após a completa erupção e oclusão dos molares permanentes, e antes da erupção dos incisivos laterais permanentes superiores. Devido à imaturidade da sutura palatina mediana, este momento é vantajoso, pois é necessária pouca força em crianças pequenas até aos oito ou nove anos de idade. Até essa idade, os attachments iniciais transpalatais Invisalign, concebidos para o crescimento maxilar com a Fase 1 do protocolo de expansão maxilar Invisalign, abrem a sutura palatina mediana e a arcada lingual, libertando tensões contínuas suaves para a expansão dentária.

Assim, é razoável prever que, em jovens de até 8 ou 9 anos de idade, as forças intermitentes liberadas pelos alinhadores podem ser adequadas para atuar na dimensão transversal da maxila.

Nos casos em que os alinhadores são utilizados para a expansão maxilar, os acessórios podem ser estrategicamente colocados para ajudar a alcançar os movimentos dentários desejados.

Seguem-se algumas considerações sobre a colocação de attachments em casos de expansão maxilar com alinhadores:

1. **Área do parafuso de expansão:**

• Os attachments podem ser colocados nos dentes perto do parafuso de expansão ou do aparelho que é utilizado para conseguir o alargamento do maxilar. Estes acessórios ajudam a direcionar as forças aplicadas pelos alinhadores para facilitar a expansão do maxilar superior.

2. **Dentes anteriores:**

• Podem ser utilizadas fixações nos dentes anteriores (da frente) para resolver quaisquer rotações ou inclinações dos incisivos que possam ocorrer durante a expansão maxilar.

3. **Dentes posteriores:**

• As fixações nos dentes posteriores (de trás) podem ajudar a controlar a expansão e a assegurar que os molares e pré-molares se movem adequadamente para criar uma arcada mais larga.

4. **Orientações para movimentos específicos:**

• Os attachments podem ser colocados estrategicamente com base nos movimentos dentários específicos necessários para alcançar a expansão maxilar. Isto pode incluir a correção de mordidas cruzadas, o alinhamento das linhas médias ou o tratamento de outros desalinhamentos dentários individuais.

5. **Considerações biomecânicas:**

• O ortodontista terá em consideração a biomecânica do sistema de alinhadores que está a ser utilizado e as forças necessárias para a expansão maxilar. Os attachments serão colocados de forma a otimizar a distribuição destas forças para um movimento eficaz e controlado.

É importante referir que a colocação de attachments durante a expansão maxilar com alinhadores é um processo preciso e individualizado. O ortodontista irá planear cuidadosamente o tratamento, tendo em conta as necessidades específicas do paciente e os objectivos da expansão. Serão efectuados controlos e ajustes regulares ao longo do período de tratamento para garantir que a expansão está a progredir como planeado.

A expansão maxilar com alinhadores e attachments pode ser uma alternativa eficaz e menos visível aos métodos tradicionais, como o expansor rápido da maxila (ERM), que utiliza um aparelho fixo. Como em qualquer tratamento ortodôntico, o sucesso da expansão maxilar com alinhadores depende da cooperação do paciente, da adesão aos protocolos de tratamento e das consultas regulares de acompanhamento com o ortodontista.

Conclusão-

Tem havido muita discussão sobre quando iniciar o tratamento ortodôntico. A melhor capacidade de resposta às modificações do crescimento é uma das vantagens sugeridas pela intervenção precoce. Nos procedimentos odontológicos gerais, as modificações transversais são comuns. Com base no atual nível de evidência, o tratamento precoce de rotina para a má oclusão de classe II divisão I com mandíbula retrognata não é recomendado. No entanto, o tratamento é indiscutivelmente necessário para certos pacientes, cuja má oclusão é tão esteticamente perturbadora e/ou faz com que sejam severamente intimidados. Em algumas situações, a utilização de um dispositivo discreto e não invasivo, como um alinhador que possui asas ou planos de reposicionamento mandibular para a frente, pode ser uma óptima opção. As crianças que praticam desporto e têm um estilo de vida ativo são outro grupo de pacientes para os quais pode ser necessário um tratamento precoce devido ao elevado overjet que as coloca em risco de trauma incisal.

<u>TRATAMENTO EM CANINOS AFECTADOS</u>

Na dentição permanente, a impactação do canino superior é a mais comum, com exceção dos terceiros molares, e a recuperação é quase sempre aconselhada. A importância dos caninos é essencial para criar uma oclusão correcta, tanto estética como funcionalmente. Além disso, os seguintes são outros potenciais efeitos negativos da impactação dos caninos:

- Migração dos dentes vizinhos e perda da arcada
- Comprimento
- Reabsorção radicular externa dos dentes vizinhos
- Formação de quistos dentígeros
- Infecções relacionadas com a erupção parcial

Uma proporção entre homens e mulheres de aproximadamente 1:3 indica que os caninos superiores impactados são mais comuns em pacientes do sexo feminino e em populações brancas. A maioria das impactações é unilateral e ocorre três vezes mais frequentemente no lado palatino do que no lado labial.

Algumas doenças sistémicas endócrinas ou virais estão relacionadas com um ou mais dentes que não conseguiram nascer.

Os factores predisponentes são aqueles que trabalham constantemente em conjunto com uma situação patológica local, como

- Dentes supranumerários
- Odontomas
- Anomalias dentárias
- Quistos
- Trauma anterior

- Extracções precoces
- Anquilose

Todos os dentes podem ser afectados por estes factores, que estão normalmente ligados aos incisivos ou pré-molares.

Consequentemente, podem ser identificados outros factores que possam ter afetado os cães. Foi sugerido que as influências ambientais têm uma influência substancial na erupção canina, uma vez que os caninos superiores afectados foram desviados ou angulados de forma anormal ao longo do crescimento.

O caminho de erupção mais longo é encontrado no canino superior, e requer um longo tempo para ocorrer. Isso pode explicar a maior porcentagem de inclusão em comparação com outros dentes. A face superior da maxila é onde o canino superior começa a se formar.

Estudos sobre as impacções palatinas mostraram que as laterais ausentes ou em forma de pino são mais comuns. Como resultado, surgem duas ideias:

A teoria da orientação e a teoria genética.

Ambas as ideias concordam que o deslocamento palatino dos caninos superiores está associado a características hereditárias específicas. O lado direito de cada paciente é geneticamente semelhante ao seu lado esquerdo. Uma vez que vários estudos demonstraram que a impactação unilateral dos caninos predomina, é plausível concluir que os factores locais são os dominantes.

A teoria da orientação da impactação canina afirma que estes elementos produzem um ambiente geneticamente determinado em que o cão em desenvolvimento é privado de orientação, levando-o a seguir um curso de erupção atípico.

Diagnóstico precoce e plano de tratamento-

Para identificar uma provável impactação, a primeira tentativa clínica de verificar a coroa do canino em erupção é palpar o fórnix vestibular. Quando há uma notável falta de proeminência na dentição mista tardia, a ortopantomografia torna-se necessária. A prevenção da retenção do canino e da reabsorção radicular do incisivo superior requer a deteção precoce dos sintomas da via de erupção aberrante nas radiografias.

As extracções de caninos e primeiros molares decíduos são mais bem sucedidas como medida preventiva para encorajar a erupção de caninos permanentes maxilares retidos posicionados palatalmente ou centralmente, como demonstrado por Bonetti et al.

A inclinação padrão do canino em relação à perpendicular do plano de Frankfurt numa radiografia cefalométrica lateral deve ser de aproximadamente 10 graus. Valores maiores indicam uma maior necessidade de cuidados ortodônticos.

Se os incisivos estiverem significativamente reabsorvidos, é imperativo tratar os caninos afectados o mais rapidamente possível. Se o processo de reabsorção for interrompido, os incisivos não apresentam mobilidade aumentada ou descoloração a longo prazo.

As dimensões transversais da maxila de pessoas com caninos superiores impactados unilateral ou bilateralmente são menores do que as de indivíduos sem impacção.

<u>Diagnóstico tardio-</u>

O principal método de diagnóstico da impactação do canino superior é clínico, quer o canino decíduo apropriado esteja ou não presente após o período de erupção previsto. Durante o exame, a proeminência do canino ectópico ou ausente é normalmente descoberta. A informação do OPG fornece uma visão geral, mas não consegue identificar a localização exacta do canino.

Em comparação com as abordagens radiográficas tradicionais, como as radiografias intra-orais e panorâmicas, os exames de TC demonstraram ser superiores na deteção da reabsorção radicular. Os sistemas de TCFC oferecem imagens tridimensionais e dados úteis para uma localização mais precisa dos dentes impactados. Ao utilizar a tomografia computadorizada, a quantidade de reabsorção encontrada foi aproximadamente maior. A prevalência de erupção ectópica do canino permanente causando reabsorção radicular dos incisivos permanentes superiores é de 12% em geral, sendo quatro vezes maior no sexo feminino do que no masculino.

Os folículos dentários dos caninos que brotam ectopicamente têm morfologias mais largas do que os caninos que erupcionam adequadamente. O folículo do canino superior em erupção frequentemente reabsorve os contornos periodontais dos dentes permanentes adjacentes durante a erupção, mas não os tecidos duros das raízes.

Plano de tratamento-

O plano de tratamento para um canino impactado utilizando alinhadores envolve uma abordagem abrangente e individualizada para guiar o dente impactado para a sua posição correcta dentro da arcada dentária. Segue-se uma descrição geral dos passos envolvidos no plano de tratamento:

1. Diagnóstico e avaliação:

- **Exame clínico:** Realiza um exame clínico completo para avaliar a gravidade da impactação, a posição do canino impactado e a sua relação com os dentes adjacentes.

- **Imagiologia:** Utiliza técnicas de imagiologia, como radiografias (panorâmica, periapical ou tomografia computorizada de feixe cónico) para visualizar a posição do canino impactado em relação aos outros dentes e às estruturas circundantes.

2. Colaboração interdisciplinar:

- Consulta com especialistas: Colabora com cirurgiões orais ou dentistas gerais se for necessária a exposição cirúrgica e a colagem do canino impactado antes da terapia com alinhadores.

- Coordenação com outros especialistas: Coordena com outros especialistas em medicina dentária, conforme necessário, para uma abordagem abrangente.

3. Planeamento do tratamento:

- **Digitalização digital 3D:** Utiliza a digitalização digital 3D ou impressões para criar um modelo digital dos dentes do paciente.

- **Planeamento de tratamento computorizado:** Utiliza software informático avançado para simular o movimento dos dentes e desenvolver um plano de tratamento personalizado.

- **Colocação de attachments:** Planeia estrategicamente a colocação de attachments nos dentes adjacentes para otimizar as forças para guiar o canino impactado.

4. Gestão do espaço:

- **Criação gradual de espaço:** Planeia a criação gradual de espaço dentro da arcada dentária para acomodar o movimento do canino impactado.

- **Estratégias de movimentação dentária: Utiliza** alinhadores com estratégias específicas de movimentação dentária, tais como inclinação e verticalização, para reposicionar o canino impactado.

5. Auxiliares e elásticos:

- Utilização de auxiliares: Considera a utilização de auxiliares, tais como elásticos, para ajudar em movimentos específicos e facilitar o alinhamento desejado do canino impactado.

6. Fabrico de alinhadores:

- **Fabrico de alinhadores personalizados:** Fabrica uma série de alinhadores personalizados com base no plano de tratamento, cada um concebido para mover gradualmente os dentes e guiar o canino impactado para a sua posição correcta.

7. Educação dos doentes:

- **Explicação do tratamento:** Educa o paciente sobre o plano de tratamento, a importância da utilização consistente dos alinhadores e quaisquer procedimentos auxiliares necessários (por exemplo, exposição cirúrgica), se aplicável.

- **Instruções de cuidados com o alinhador:** Fornece instruções claras sobre os cuidados a ter com os alinhadores, a sua manutenção e as consultas regulares de acompanhamento.

8. Monitorização dos progressos:

- **Avaliações regulares:** Marca consultas de acompanhamento regulares para monitorizar o progresso da movimentação dentária e fazer quaisquer ajustes necessários ao plano de tratamento.

• **Resolve os desafios: Resolve** quaisquer desafios ou complicações que possam surgir durante o tratamento.

9. Conclusão e retenção:

• **Atingir o alinhamento:** Continua o tratamento com alinhadores até que o canino impactado esteja alinhado com a arcada dentária e a oclusão desejada seja alcançada.

• **Fase de retenção:** Passa para uma fase de retenção com o uso de retentores para manter a posição corrigida do canino impactado e evitar recaídas.

10. Avaliação pós-tratamento:

• **Avaliações finais:** Realiza avaliações finais, incluindo exames clínicos e imagiológicos, para garantir a estabilidade do resultado do tratamento.

11. Acompanhamento a longo prazo:

• **Monitorização a longo prazo:** Implementa um plano de acompanhamento a longo prazo para monitorizar a estabilidade da posição do canino impactado e a saúde oral em geral.

O sucesso do plano de tratamento para um canino impactado utilizando alinhadores depende de um planeamento cuidadoso, colaboração interdisciplinar, adesão do paciente e monitorização regular ao longo do processo de tratamento. Cada caso é único e o plano de tratamento deve ser adaptado às necessidades e características específicas de cada paciente.

O tratamento com alinhadores para caninos impactados envolve a aplicação de princípios biomecânicos para guiar eficazmente os dentes impactados para as suas posições correctas. Os caninos impactados ocorrem quando estes dentes não irrompem completamente na arcada dentária e permanecem parcial ou totalmente embutidos no osso maxilar. Aqui estão algumas considerações biomecânicas chave no uso de alinhadores para caninos impactados:

1. Criação e alinhamento de espaços:

• **Abertura gradual do espaço:** Os alinhadores são concebidos para criar gradualmente espaço para que os caninos impactados se movam para as suas posições correctas dentro da arcada.

• **Precisão no alinhamento dos dentes:** Os alinhadores exercem forças controladas para guiar os caninos impactados para o alinhamento com os dentes adjacentes.

2. Movimentos de inclinação e verticalização:

• **Inclinação e verticalização:** Os alinhadores podem utilizar movimentos de inclinação e verticalização para reposicionar verticalmente os caninos impactados e alinhá-los corretamente dentro da arcada.

3. Colocação de anexos:

• **Utilização estratégica de attachments:** Os attachments podem ser estrategicamente colocados em dentes próximos para melhorar a biomecânica do tratamento com alinhadores, proporcionando um controlo adicional sobre o movimento dos caninos impactados.

4. Movimento da raiz e remodelação óssea:

• **Forças suaves:** Os alinhadores aplicam forças suaves e contínuas para promover o movimento gradual dos dentes e minimizar o risco de reabsorção radicular.

- **Estimular a remodelação óssea:** A biomecânica considera a estimulação da remodelação óssea em torno dos caninos impactados para acomodar o seu movimento.

5. Colaboração interdisciplinar:

- Coordenação com o Cirurgião Oral/Dentista: Em alguns casos, o tratamento com alinhadores para caninos impactados pode envolver a coordenação com cirurgiões orais ou dentistas gerais que se especializam em expor e unir os dentes impactados antes da terapia com alinhadores.

6. Auxiliares e elásticos:

- **Utilização de auxiliares:** Os ortodontistas podem utilizar auxiliares, como elásticos, para facilitar movimentos específicos necessários para alinhar os caninos impactados.

- **Coordenação com os alinhadores:** A coordenação entre auxiliares e alinhadores é crucial para alcançar os efeitos biomecânicos desejados.

7. Conformidade do paciente:

- Desgaste consistente: A adesão do paciente ao uso consistente dos alinhadores é essencial para o sucesso da biomecânica nos casos de caninos impactados. Os alinhadores devem ser usados de acordo com as instruções do ortodontista.

8. Acompanhamento regular:

- Avaliação do progresso: A monitorização regular do movimento dentário e do progresso geral é necessária para fazer quaisquer ajustes necessários ao plano de tratamento.

9. Planos de tratamento personalizados:

- **Abordagem individualizada:** A biomecânica nos casos de caninos

impactados requer uma abordagem individualizada com base nas
características únicas do caso de cada paciente, incluindo a gravidade da
impactação e a posição dos dentes impactados.

10. Educação dos doentes:

• **Comunicação clara:** A educação do paciente é crucial para explicar a
biomecânica do tratamento, enfatizando a importância da adesão e
abordando quaisquer preocupações relacionadas com o alinhamento do
canino impactado.

No tratamento com alinhadores para caninos impactados, a combinação de
um planeamento de tratamento computorizado avançado e a experiência do
ortodontista em biomecânica asseguram que as forças aplicadas aos dentes
são controladas e direccionadas para alcançar resultados bem sucedidos e
estáveis. A colaboração interdisciplinar pode envolver a comunicação com
outros especialistas em medicina dentária para responder às necessidades
específicas dos casos de caninos impactados.

No tratamento com alinhadores para casos de caninos impactados, a
colocação e as formas dos acessórios são cuidadosamente planeadas para
facilitar o movimento controlado e preciso dos dentes. Os attachments são
pequenos elementos em relevo, da cor do dente, que são colados a dentes
específicos para melhorar a aderência dos alinhadores e influenciar a
direção da força aplicada aos dentes. Seguem-se considerações sobre a
colocação e formas de attachments em alinhadores para casos de caninos
impactados:

Colocação:

1. Nos dentes adjacentes:

• Muitas vezes, são colocados acessórios nos dentes adjacentes ao canino impactado para otimizar a aplicação da força e orientar o movimento do canino para a posição correcta.

2. Colocação estratégica:

• A colocação é estrategicamente determinada com base no plano de tratamento, considerando a direção e a magnitude das forças necessárias para alinhar o canino impactado.

3. Considerações sobre a ancoragem:

• Os attachments podem ser utilizados em determinados dentes para ajudar no controlo da ancoragem, evitando movimentos indesejados e concentrando as forças nos dentes que estão a ser movimentados ativamente.

4. Fecho de espaço controlado:

• Os attachments são colocados para facilitar o fecho controlado dos espaços criados durante o tratamento com o alinhador, assegurando o alinhamento correto do canino impactado.

Forma:

1. Formas personalizadas:

• As formas dos encaixes são personalizadas com base no movimento dentário específico necessário para o canino impactado. As formas personalizadas podem incluir variações para rotação, inclinação, intrusão ou extrusão.

2. Contornos suaves:

• Os encaixes são concebidos com contornos suaves para minimizar qualquer potencial irritação ou desconforto para o paciente, especialmente durante a colocação e remoção dos alinhadores.

3. Evitar o contacto com dentes opostos:

- As formas são cuidadosamente concebidas para evitar interferências com os dentes opostos, assegurando uma oclusão adequada e prevenindo contactos indesejáveis que possam impedir a movimentação dos dentes.

4. Considerações estéticas:

- Os acessórios da cor dos dentes são normalmente utilizados para manter a estética do tratamento com alinhadores, assegurando que se misturam na perfeição com a cor natural dos dentes.

5. Considerações sobre o tamanho:

- O tamanho do acessório pode variar de acordo com a anatomia do dente e o tipo de movimento necessário. Podem ser utilizados encaixes maiores para dentes que necessitem de um movimento mais significativo.

Conforto do paciente:

1. Bordos lisos:

- Os bordos de fixação são suavizados para minimizar qualquer potencial irritação dos tecidos moles orais, aumentando o conforto geral do paciente.

2. Libertação de tecidos moles:

- As formas de fixação são concebidas para proporcionar uma folga suficiente em relação aos tecidos moles, reduzindo a probabilidade de desconforto ou lesão.

Acompanhamento e ajustamentos:

1. Avaliações regulares:

- As avaliações regulares do ortodontista envolvem a avaliação da eficácia dos encaixes na realização dos movimentos dentários planeados e a realização de ajustes, se necessário.

2. **Educação dos doentes:**

• Os pacientes são informados sobre a importância do uso correto dos alinhadores, incluindo o papel dos attachments, e são instruídos sobre como cuidar dos seus alinhadores e attachments. A colocação e a forma dos attachments nos alinhadores para casos de caninos impactados são elementos cruciais do plano de tratamento global. Os sistemas avançados de planeamento de tratamento computorizado são frequentemente utilizados para otimizar a colocação e o desenho dos attachments para uma movimentação precisa e eficiente dos dentes. Acompanhamentos e ajustes regulares asseguram que o tratamento progride como planeado e conduz a um resultado bem sucedido.

PRIMEIRA ABORDAGEM CIRÚRGICA COM ALINHADORES

A abordagem "cirurgia-primeiro", também conhecida como abordagem "cirurgia-primeiro ortognática", é uma estratégia de tratamento que envolve a realização de cirurgia ortognática (maxilar) como o passo inicial no plano geral de tratamento ortodôntico.

Tradicionalmente, o tratamento ortodôntico precede a cirurgia dos maxilares. No entanto, a abordagem da cirurgia em primeiro lugar está a ganhar popularidade, especialmente nos casos em que existe uma discrepância esquelética significativa e em que se pretendem melhorias rápidas na estética facial.

Quando a abordagem cirúrgica é combinada com alinhadores, normalmente envolve os seguintes passos:

1. Diagnóstico e planeamento do tratamento:

• O ortodontista e o cirurgião oral trabalham em conjunto para diagnosticar a discrepância esquelética e planear a correção cirúrgica. Isto inclui frequentemente a utilização de técnicas de imagiologia avançadas, como a tomografia computorizada de feixe cónico 3D (CBCT).

2. Cirurgia ortognática:

• A cirurgia da mandíbula é realizada como passo inicial, abordando discrepâncias esqueléticas na maxila, na mandíbula ou em ambas. Os procedimentos comuns incluem a osteotomia LeFort I, a osteotomia sagital bilateral dividida (BSSO) ou a genioplastia, dependendo das necessidades específicas do paciente.

3. Alinhamento imediato com Alinhadores:

- Após a cirurgia, os alinhadores são utilizados imediatamente para começar a alinhar os dentes nos maxilares recentemente reposicionados. Isto contrasta com a cirurgia ortognática tradicional, em que os aparelhos são frequentemente utilizados para o alinhamento ortodôntico pós-cirúrgico.

4. Ortodontia pós-cirúrgica:

- Após o alinhamento inicial com alinhadores, pode ser necessário tratamento ortodôntico adicional para afinar as posições dos dentes, corrigir quaisquer discrepâncias remanescentes e assegurar uma oclusão óptima. Esta fase ortodôntica pós-cirúrgica é normalmente mais curta do que a duração do tratamento ortodôntico nas abordagens tradicionais.

As vantagens da abordagem cirúrgica com alinhadores podem incluir

- **Melhoria estética rápida:** Os pacientes podem experimentar uma rápida melhoria na estética facial, uma vez que a cirurgia é efectuada no início do tratamento.
- **Tempo total de tratamento mais curto:** O tempo total de tratamento pode ser reduzido em comparação com a abordagem tradicional, em que a ortodontia pré-cirúrgica pode demorar vários meses ou mesmo anos.
- **Melhora a cooperação do paciente:** Alguns pacientes preferem a abordagem da cirurgia primeiro porque lhes permite ver mudanças imediatas na sua aparência facial.

É importante notar que a abordagem da cirurgia em primeiro lugar requer uma colaboração estreita entre o ortodontista e o cirurgião oral. Nem todos os casos são adequados para esta abordagem, e a seleção cuidadosa dos pacientes é crucial. Além disso, a utilização de alinhadores na fase ortodôntica pós-cirúrgica deve ser adaptada às necessidades específicas de cada paciente. O sucesso da abordagem cirurgia-primeira com alinhadores depende de um bom diagnóstico, planeamento e coordenação entre os profissionais dentários envolvidos.

A cirurgia ortognática é normalmente utilizada para reparar deformidades dento-faciais que variam em gravidade de moderadas a graves. Os objectivos da cirurgia ortognática são conseguir uma oclusão funcional e uma estética facial aceitável. Uma componente essencial da cirurgia ortognática, a relação oclusal actua como um guia para os movimentos ósseos.

No passado, os aparelhos ortodônticos fixos eram utilizados na fase pré-cirúrgica para ajustar a oclusão após a cirurgia ortognática e para preparar os dentes para os movimentos esqueléticos. Em especial, os aparelhos fixos labiais removem as compensações dentárias e preparam as arcadas para a cirurgia no pré-operatório. Devido ao alto grau de dificuldade de tratamento nesses indivíduos, os médicos especialistas em cirurgia ortognática optam por utilizar fios e braquetes ortodônticos colados nas faces vestibulares dos dentes.

Com os notáveis avanços do aparelho nos últimos anos, os profissionais começaram a adotar a terapia com alinhadores transparentes - que coloca a Invisalign Align Technologies - como uma opção de tratamento em ortodontia. Com a inclusão de acessórios que maximizam os movimentos dentários, este aparelho pode agora tratar más oclusões mais difíceis.

Os pacientes com deformidade dento-facial aceitam a cirurgia ortodôntica para além do aparelho Invisalign por duas razões principais. Em primeiro lugar, uma vez que os alinhadores transparentes são mais discretos do que os aparelhos fixos labiais, faz sentido que a maioria destes pacientes sejam adultos.

Em segundo lugar, muitos pacientes submetidos à cirurgia ortognática receberam terapia ortodôntica com aparelhos fixos no início da adolescência. Como a terapia ortodôntica pode ter tentado mascarar os sinais de crescimento aberrante, esse tratamento tem sido tipicamente longo. No final, o paciente fica esgotado e recusa-se a submeter-se a mais tratamentos ortodônticos.

A cirurgia ortodôntica é composta por três fases distintas: a fase ortodôntica pré-cirúrgica, o procedimento cirúrgico e a fase de finalização ortodôntica pós-cirúrgica. Vários métodos podem ser utilizados para incluir o Invisalign na cirurgia ortognática, dependendo da fase do tratamento em que será utilizado e do tipo de técnica cirúrgica (tradicional ou surgery first).

Uma estratégia, por exemplo, é restringir o uso do aparelho Invisalign à fase pré-cirúrgica. Na cirurgia ortognática, esse período costuma ser o mais longo, variando de 12 a 25 meses.

Para facilitar a abordagem cirúrgica tradicional, que une o splint cirúrgico interoclusal aos aparelhos ortodônticos colados necessários para a fixação dos segmentos ósseos proximais e distais após as osteotomias, os aparelhos ortodônticos labiais são colocados imediatamente antes da cirurgia. O segundo método, que tem o inconveniente de ter menos locais disponíveis para prender com segurança a tala cirúrgica para a fixação maxilar e mandibular, utiliza o sistema Invisalign tanto na fase pré quanto na pós-cirúrgica,   sem a necessidade de aparelhos fixos labiais.

Apesar do facto de os médicos estarem a combinar a cirurgia ortodôntica e o Invisalign, ainda não foi feita qualquer investigação para avaliar os resultados desta combinação. De facto, os relatos de casos constituem a maioria da literatura publicada.

O primeiro relatório sobre este método, que combinava o Invisalign com a cirurgia ortognática, foi publicado em 2005. Foram descritos os tratamentos de dois pacientes, em que as arcadas foram alinhadas e niveladas no pré-operatório com Invisalign.

Como o aparelho Invisalign ainda não tinha desenvolvido os encaixes otimizados que permitiam esses ajustes, aparelhos fixos segmentares também foram utilizados como adjuntos aos alinhadores transparentes para tratar de alinhamentos dentários específicos. Antes da operação cirúrgica, os aparelhos fixos foram posicionados e mantidos no lugar durante a fase de detalhamento pós-cirúrgico.

Womack e Day (2008) relataram o caso de um paciente diferente, com má oclusão de classe 2 e apneia do sono, que foi submetido à cirurgia ortognática e ao tratamento com Invisalign. O avanço bimaxilar usando uma maxila de duas peças para correção transversal foi realizado nessa pesquisa. Com o auxílio do aparelho Invisalign, foram realizadas as etapas pré e pós-cirúrgicas. Para esse paciente, o período pré-cirúrgico durou aproximadamente oito meses. A fixação da maxila e da mandíbula durante a cirurgia, após as osteotomias, foi feita com barras de arco presas ao aparelho. A fim de estabilizar as duas metades maxilares após a divisão da maxila para expansão transversal, foi colocada uma tala de tecido mole durante a cirurgia, que permaneceu no local durante seis semanas. Após a operação, foram efectuadas impressões em polivinil siloxano para aperfeiçoar a oclusão, um processo que exigiu mais seis meses de cuidados. O paciente não foi visitado durante um período de tempo devido a conflitos de horários de trabalho, o que fez com que a duração total do tratamento fosse de 22 meses. Para que fosse possível utilizar elásticos para regularizar a oclusão, foram colados botões nos dentes posteriores durante essa fase do processo.

Em 2016, Pagani et al. publicaram um relatório sobre um paciente diferente que fez tratamento pré e pós-cirúrgico com Invisalign para uma má oclusão de classe 3. Foram destinados dez meses para a fase de alinhamento pré-cirúrgico. Os aparelhos fixos foram colados no dia anterior à cirurgia e retirados um mês depois. O curso do tratamento durou um total de 12 meses.

Um paciente com má oclusão de classe 3 e muitos dentes em falta foi submetido a cirurgia ortognática com Invisalign, de acordo com um estudo de 2010 de Mancuzzi et al.

O aparelho Invisalign foi utilizado tanto na fase pré como na fase pós-cirúrgica da preparação dos dentes. Durante o período pré-operatório, passaram-se meses. Na maioria das faces vestibulares dos dentes posteriores foram colocados botões para que a maxila e a mandíbula se fixassem nos seus novos lugares. Durante cerca de quatro semanas após a cirurgia, o paciente foi mantido com a tala pelos autores, que, em seguida, forneceram um posicionador funcional dinâmico por três meses. Para auxiliar no assentamento da oclusão, foram colados alguns braquetes cerâmicos. A duração do tratamento foi de 10 meses.

Transição para dentro e para fora dos alinhadores

Como observado anteriormente, a principal diferença na forma como a cirurgia é realizada em pacientes com EAC é a ausência de aparelhos ortodônticos fixos labiais, que normalmente são necessários para fixar o splint cirúrgico. Para finalizar o tratamento ortodôntico, esses pacientes normalmente trocam o uso de uma série de alinhadores sequenciais, durante a fase pré-cirúrgica, pelos alinhadores durante a fase pós-cirúrgica.

Caso o paciente esteja a usar alinhadores antes da cirurgia, os movimentos maxilomandibulares utilizados no plano cirúrgico produzirão um resultado quase idêntico à oclusão final idealizada.

Para planear os movimentos dos dentes após a cirurgia e para especificar a oclusão, é feita uma impressão ou digitalização antes da cirurgia. Esta informação será utilizada para fabricar os alinhadores. Em alternativa, esta digitalização ou a impressão PVS pode ser efectuada após a cirurgia. No entanto, a abertura reduzida da boca observada nos primeiros dois meses após a cirurgia torna a obtenção de uma digitalização ou impressão após a cirurgia um desafio. De modo a começar a usar os alinhadores o mais rapidamente possível após a cirurgia, pode ser aconselhável fazer a digitalização antes.

A oclusão planeada pode ainda ser um pouco imprevisível com esta abordagem, e se a oclusão pós-cirúrgica real for diferente da oclusão planeada, pode necessitar de movimentos diferentes dos previstos. No entanto, uma vez que os dentes estão tipicamente bem alinhados após a fase pré-cirúrgica, quaisquer discrepâncias entre a oclusão planeada e a obtida podem ser geridas com elásticos intermaxilares.

No entanto, em pacientes onde a maxila pode precisar de ser segmentada em duas ou mais peças, pode ser mais difícil estimar o resultado oclusal final planeado para o fabrico dos alinhadores pós-cirúrgicos. Os modelos dentários pré-cirúrgicos podem ainda ser segmentados para o resultado pretendido nestas circunstâncias, e uma digitalização do modelo pode ser utilizada para fabricar a tala cirúrgica e os alinhadores pós-cirúrgicos. Para garantir um ajuste mais preciso dos alinhadores, é aconselhável obter a digitalização ou impressões após a cirurgia, especialmente se existirem mais de dois segmentos na segmentação.

Ao segmentar a maxila, é fundamental ter em mente que o paciente geralmente precisa usar a tala durante quatro a seis semanas após a cirurgia, antes de iniciar novamente os exercícios ortodônticos. Uma tala que cubra as superfícies incisais e oclusais dos dentes é pesada e difícil de manusear para um paciente que está a recuperar de uma cirurgia; no período pós-cirúrgico, uma tala que não cubra as superfícies oclusais é normalmente aconselhada antes de iniciar os novos alinhadores.

A 3D Systems, localizada em Rockville, EUA, desenvolveu uma tala cirúrgica intermaxilar. É composta por modelos finos e rígidos em acrílico das arcadas mandibular e maxilar que são impressos em 3D e depois unidos para registar a oclusão final após osteotomias.

A dentição osteotomizada é fixada à tala sem a necessidade de fios ou mini-parafusos. Os dentes encaixam fisicamente na tala, adaptando-se a ela. Uma transição mais suave para os alinhadores pós-cirúrgicos pode ser possível com o uso deste splint. Recentemente, Camilliti e Lou relataram sobre essa tala ortodôntica de alinhador transparente. Eles também descreveram uma versão menos dispendiosa, feita através da união de moldeiras do tipo Essix com acrílico transparente para reparo de próteses. Uma desvantagem significativa desse novo tipo de splint intermaxilar é que os mini-implantes geralmente não são colocados. Como resultado, os elásticos intermaxilares para manter o resultado oclusal após a cirurgia requerem ganchos nos alinhadores transparentes ou recortes para colar botões ou braquetes nas superfícies vestibulares de alguns dentes.

Cirurgia primeiro e terapia com alinhadores transparentes

Uma abordagem muito inovadora à aplicação do sistema Invisalign na cirurgia ortognática é a sua integração na abordagem Surgery First.

A cirurgia trata inicialmente a deformidade dento-facial desde o início do tratamento, sem qualquer ortodontia pré-cirúrgica, o que a torna possivelmente uma das soluções mais apelativas para os pacientes com deformidade dento-facial, quando a estética facial e do sorriso são a sua principal queixa.

Foi demonstrado que a satisfação do paciente é maior com este método de cirurgia ortognática do que com a abordagem tradicional. Isto faz sentido porque as descompensações habituais que acentuam a deformidade dento-facial são reduzidas quando se salta a fase pré-cirúrgica. Além disso, a principal preocupação do paciente é prontamente atendida, em vez de ser adiada por um ano ou mais, como acontece com o método tradicional.

Pacientes com apneia obstrutiva do sono submetidos à cirurgia de avanço maxilomandibular são outra doença para a qual a combinação de SFA e CAT é primariamente aconselhada. Em primeiro lugar, a condição médica funcional é tratada imediatamente durante a cirurgia, eliminando a necessidade de uma fase ortodôntica pós-operatória. Em segundo lugar, os pacientes podem obter uma boa oclusão após o procedimento, utilizando aparelhos transparentes, que são mais aceitáveis para essa população, que é composta principalmente por pacientes adultos.

Duas técnicas de tratamento típicas têm sido utilizadas na abordagem SFA e CAT Invisalign. O passo inicial é a colocação de aparelhos ortodônticos labiais, que incluem um fio, 1-2 semanas antes da cirurgia. Após a cirurgia, estes aparelhos fixos são utilizados durante dois a quatro meses, período durante o qual a oclusão é assentada usando elásticos verticais intermaxilares e movimentos intra-arcos substanciais são completados.

A capacidade de ligar a tala cirúrgica aos aparelhos ortodônticos durante a fixação óssea maxilar e mandibular é outro benefício desta técnica para o cirurgião.

Após este breve período de terapia ortodôntica fixa, os aparelhos são removidos, e o paciente recebe moldeiras Invisalign até ao final do tratamento. Na segunda modalidade de tratamento, o Invisalign é o único aparelho utilizado para a movimentação ortodôntica após a cirurgia, não sendo utilizados aparelhos fixos labiais. Infelizmente, esse método apresenta as mesmas dificuldades de fixação maxilar e mandibular para os pacientes que não estão usando aparelhos ortodônticos labiais no momento da cirurgia.

No entanto, como já foi referido, foram desenvolvidos vários substitutos para tornar o processo de ajuste dos aparelhos Invisalign mais fácil e previsível.

Apresenta um paciente que recebeu SFA para além de Invisalign para realçar este método específico. Este estudo de caso também demonstra como o plano virtual 3D do tratamento ortodôntico pode ser combinado com a representação do plano dentário ClinCheck.

Na Abordagem Cirurgia-Primeira com alinhadores, os attachments (pequenas saliências da cor do dente) podem ser estrategicamente colocados para ajudar no movimento do dente durante a fase de alinhamento. A colocação exacta dos attachments dependerá do plano de tratamento específico e dos objectivos do tratamento ortodôntico e cirúrgico. Seguem-se algumas considerações gerais:

1. Planeamento cirúrgico: A equipa cirúrgica planeia o reposicionamento dos maxilares para obter os resultados faciais e oclusais desejados. O ortodontista e o cirurgião oral colaboram estreitamente para determinar os movimentos cirúrgicos.

2. Colocação de attachments: Após a cirurgia, o ortodontista irá planear a colocação de attachments nos dentes. Os attachments são frequentemente colocados em dentes específicos para facilitar os movimentos dentários desejados. O objetivo é otimizar os pontos de contacto entre os alinhadores e os dentes para uma transmissão de força eficaz.

3. Colaboração interdisciplinar: A implementação bem sucedida da Abordagem Cirurgia-Primeiro com alinhadores requer uma colaboração estreita entre o ortodontista e o cirurgião oral. Trabalham em conjunto para assegurar que os planos cirúrgico e ortodôntico estão alinhados e que os attachments estão estrategicamente colocados para atingir os objectivos do tratamento.

4. Personalização: A colocação de attachments pode ser personalizada com base nos movimentos específicos necessários para cada paciente. Isto pode incluir considerações sobre rotações individuais dos dentes, intrusões, extrusões e outros ajustes.

5. Acompanhamento dos progressos: A monitorização regular do progresso do tratamento é essencial. Podem ser efectuados ajustamentos ao plano de tratamento, incluindo a colocação de attachments, conforme necessário para alcançar os resultados desejados.

É importante notar que os detalhes específicos da colocação do acessório irão variar com base no caso individual do paciente, no plano cirúrgico e nas preferências do ortodontista. Os ortodontistas e cirurgiões orais com experiência na Abordagem Cirurgia-Primeira com alinhadores irão adaptar o tratamento para satisfazer as necessidades únicas de cada paciente.

<u>RETENÇÃO E ESTABILIDADE COM ALINHADORES</u>

No campo da medicina e da medicina dentária, a terapia ortodôntica deve ter em conta não só a função e a saúde, mas também a estética. Na maioria das vezes, as pessoas procuram o tratamento ortodôntico inicialmente devido a questões estéticas. Pode levar tempo e dinheiro para alcançar um resultado estético e funcional excecional, pelo que é do interesse do paciente e do médico que o resultado do tratamento ortodôntico se mantenha estável ao longo do tempo.

Infelizmente, os pacientes tendem a subestimar a importância da fase de contenção, apesar do facto de ser tão crucial como o tratamento ortodôntico que está a decorrer.

Existem dois períodos distintos após o término do tratamento ativo: a fase de retenção e o período pós-retenção. Após o tratamento ortodôntico ativo, os objetivos da fase de contenção são interromper a recidiva - que é a inclinação inata dos dentes para voltarem para a arcada dentária - e minimizar o impacto de quaisquer outras variáveis que possam causar instabilidade no resultado. Determinar a duração adequada da fase de contenção é uma tarefa desafiadora. Existem várias recomendações na literatura, porém elas são frequentemente ambíguas e variam muito.

Alguns autores recomendam que os dentes devem ser retidos na posição que lhes foi atribuída durante o tratamento ortodôntico durante o tempo necessário para manter o resultado, ou que a fase de retenção deve durar o mínimo de tempo possível após o tratamento ortodôntico.

Há quem defenda que os pacientes devem usar aparelhos de contenção durante o tempo que quiserem para preservar os dentes no seu alinhamento correto - ou seja, até ao fim do crescimento ou até à erupção dos terceiros molares, ou por um período de dez, vinte ou até mais tempo.

A sua definição biológica é a conclusão da reorganização dos ligamentos periodontais e do osso que envolve os dentes. As fibras de colagénio reorganizam-se durante os primeiros três a quatro meses. A recidiva é altamente possível nesta altura, pelo que o uso de aparelhos de contenção é crucial neste momento crucial. Após este período, o risco diminui significativamente. No entanto, pode demorar mais de um ano para que as fibras elásticas supra-crestais se reorganizem, o que torna particularmente difícil a retenção de dentes muito rodados. Para diminuir o risco de recidiva, alguns autores aconselham intervenções cirúrgicas complementares, como a fibrootomia.

A fase pós-retenção começa quando os pacientes deixam de usar os aparelhos de contenção, e é somente nesse momento que a estabilidade do resultado original do tratamento ortodôntico se torna totalmente aparente. Inúmeros elementos e a complexidade de suas interações podem potencialmente prejudicar os resultados do tratamento durante a fase pós-retenção.

Factores que influenciam a estabilidade a longo prazo

Quando se trata de estabilidade, o tratamento ortodôntico segue alguns critérios e sugestões gerais. Desde que estes sejam seguidos durante todo o planeamento e execução do plano de tratamento, são normalmente alcançados resultados estáveis com uma baixa probabilidade de recorrência. Quando isso acontece, as alterações a longo prazo nas arcadas dentárias dos pacientes tratados assemelham-se às dos participantes não tratados.

Antes de iniciar o tratamento, o ortodontista deve lembrar-se que a posição dos dentes e a forma das arcadas dentárias são o resultado equilibrado de numerosos factores, nomeadamente o impacto das forças aplicadas pelos tecidos moles circundantes, como a pressão da língua, das bochechas e dos lábios, que formam uma "zona de estabilidade" ou "zona neutra". Quando os dentes são movimentados pela ortodontia fora desta zona neutra, são forçados a entrar numa zona de desequilíbrio, o que leva à recidiva.

Como as modificações na forma da arcada dentária, especialmente na arcada mandibular, tendem a recair na forma original com o passar do tempo, é importante respeitar o contorno da arcada ao planear e executar a terapia. Quando o desenvolvimento rápido da maxila é indicado, a arcada dentária superior pode aumentar mais do que a arcada inferior. Mas, mesmo nessas situações, a estabilidade a longo prazo parece ser uma questão importante. Quaisquer modificações na distância intercaninos inferior também são mais susceptíveis de desencadear recidivas, em parte porque os processos naturais de envelhecimento da arcada dentária são o que causam a diminuição da distância.

A estabilidade a longo prazo também pode ser grandemente influenciada pela qualidade da articulação e intercuspidação. A correta intercuspidação dos dentes nos segmentos laterais com cúspides altas oferece a melhor retenção, tanto na dimensão sagital quanto na transversal. A correção vertical também é fundamental, principalmente para a correção suficiente da mordida profunda, pois seu aprofundamento diminui o espaço disponível para os incisivos inferiores. A instabilidade pós-tratamento também pode ser decorrente da forma do incisivo.

O contacto mais estável entre os incisivos é conseguido em dentes de forma triangular através do recontorno das superfícies aproximadas, também conhecido como redução e remoção do esmalte interproximal. Alguns estudos comparam a eficácia dos aparelhos de contenção colados com o impacto estabilizador da remoção dos incisivos inferiores. Da mesma forma, a estabilidade da área dos incisivos também depende do ajuste de largas cristas de esmalte proximal nas superfícies palatinas dos incisivos superiores.

O crescimento posterior é uma questão diferente e requer uma atenção especial nos casos de más oclusões esqueléticas mais severas, particularmente nas dimensões sagital e vertical, onde o crescimento ocorre mais lentamente do que na dimensão transversal. O mecanismo de compensação dentoalveolar resulta em efeitos adversos na relação oclusal e na posição dos incisivos quando o crescimento da mandíbula é desfavorável.

Esta é uma das explicações para o conselho de programar um tratamento completo para as más oclusões esqueléticas graves após o fim do crescimento do paciente. Mas mesmo quando o crescimento está completo, os processos de envelhecimento do paciente podem ainda afetar as arcadas dentárias. Estes processos são, na verdade, para toda a vida e podem causar anomalias no segmento dos incisivos, que frequentemente necessitam de retratamento.

Protocolos de conservação e a escolha do dispositivo de conservação

Protocolos de conservação-

Atualmente, não existe um protocolo de contenção abrangente e não existe literatura científica de alto calibre suficiente para criar um protocolo que especifique a duração da fase de contenção, o horário de uso e o tipo de dispositivo de contenção a utilizar. Isto deve-se ao facto de as diferenças de diagnóstico, gravidade da má oclusão, idade, tipo de crescimento, tipo de tratamento e qualidade dos resultados do tratamento impossibilitarem a generalização de um procedimento único para todos os pacientes.

Por isso, a escolha do aparelho de contenção deve ser sempre única, levando em consideração todos os elementos potencialmente causadores de instabilidade listados anteriormente. Essa estratégia é conhecida como "retenção diferencial", o que significa que o ortodontista deve direcionar e concentrar a contenção nas áreas onde cada paciente apresenta maior risco de recidiva.

Os aparelhos de contenção Hawley e os aparelhos termoplásticos transparentes são os dispositivos de contenção mais utilizados, de acordo com pesquisas sobre protocolos de contenção. A contenção fixa é frequentemente recomendada para a mandíbula, seja sozinha ou em conjunto com um aparelho removível. Tem havido um aumento notável na utilização de aparelhos de contenção termoplásticos, que os pacientes consideram atraentes devido à sua aparência subtil. Em ambos os maxilares, também é possível observar um padrão semelhante quando são utilizadas contenções fixas. Relativamente à frequência de utilização dos vários dispositivos de contenção, muitos profissionais aconselham a utilização de contenções fixas indefinidamente.

Um retentor fixo parece ser a melhor escolha se um dispositivo de retenção for escolhido a longo prazo, principalmente porque ele previne efetiva e independentemente a recidiva dos dentes anteriores visualmente significativos. A literatura também descreve as contenções fixas como seguras, previsíveis e sem riscos para a saúde do paciente. No entanto, alguns estudos têm sugerido que pode haver uma tendência dos aparelhos de contenção colados causarem um aumento no acúmulo de placa bacteriana e cálculo, o que pode ter um efeito negativo no periodonto. Mas, com cuidados consistentes por parte do paciente e de um higienista dentário, isto pode ser reduzido.

A taxa de insucesso dos retentores colados é a principal desvantagem que afecta a sua utilização a longo prazo ou para toda a vida. A literatura afirma que a taxa de falha varia muito, de 0,1 a 5,3%. Dito isto, pensamos que não demorará muito até que ocorram falhas frequentes, tais como contactos oclusais ou atrito alimentar que corroem a camada de resina adesiva. O uso prolongado de retentores colados acarreta riscos significativos, incluindo os chamados problemas imprevistos, que se referem ao movimento inesperado dos dentes, mesmo nos casos em que a integridade do retentor colado não foi danificada.

A retenção a longo prazo ou para toda a vida não é isenta de riscos. Deve ter-se cuidado ao indicá-la e é imperativo que as contenções fixas sejam examinadas regularmente por um ortodontista ou durante os exames dentários ou de higiene de rotina. É imperativo que os higienistas dentários e os dentistas que visitam os pacientes regularmente estejam bem informados sobre os perigos relacionados com os dispositivos de retenção utilizados, por mais pequenos que sejam. É particularmente crucial que os profissionais de saúde dentária ajudem os seus pacientes a gerir esta situação, uma vez que muitos pacientes acreditam que o seu tratamento ortodôntico está terminado assim que o aparelho fixo é retirado, e pode ser problemático para eles irem regularmente ao consultório ortodôntico durante a fase de contenção.

A retenção a longo prazo ou para toda a vida não é isenta de riscos. É importante que as contenções fixas sejam avaliadas regularmente por um ortodontista, quer durante os controlos dentários de rotina, quer durante os controlos de higiene, e devem ser aconselhadas com precaução. Além disso, é fundamental que os dentistas e higienistas dentários que tratam os pacientes regularmente estejam cientes dos dispositivos de retenção que estão a ser utilizados, bem como de quaisquer riscos menores que possam estar envolvidos. É particularmente importante que os profissionais de saúde dentária ajudem os seus pacientes a gerir esta situação, uma vez que muitos pacientes encaram a remoção do aparelho fixo como o fim do seu tratamento ortodôntico, e a sua presença consistente nas consultas de controlo durante a fase de contenção pode apresentar desafios.

Aparelhos de retenção e indicações de vários dispositivos de retenção

Inúmeras combinações de aparelhos de contenção têm sido sugeridas, baseadas em princípios biológicos e no conhecimento de fatores que influenciam a localização dos dentes na fase de contenção. Para os maxilares superior e inferior, um retentor Hawley que é removível e tem arcos labiais de van der Linden e grampos de Adams nos molares anteriores é tipicamente utilizado e o uso de retentores Hawley ocorre principalmente à noite. As contenções termoplásticas transparentes são uma boa escolha tanto para uso diurno como noturno.

As contenções Hawley são recomendadas em particular para pacientes que necessitam de mais estabilidade na posição dos caninos. Pacientes após expansão transversal ou tratamento de mordida profunda, quando o aparelho funciona como placa de mordida, são outras indicações comuns. Um ativador com arco labial de van der Linden e grampos de Adams nos molares superiores, ou dois aparelhos termoplásticos transparentes com asas de precisão classe II, devem ser considerados em situações de classe II onde são utilizados elásticos intermaxilares ou um dispositivo de bite-jumping. Cada um desses retentores destacáveis é tipicamente usado em conjunto com um retentor colado superior ou inferior para a maioria dos pacientes.

Os retentores fixos são, na maioria das vezes, feitos de fios finos de aço flexíveis de várias resistências e pacientes com saúde periodontal comprometida - para os quais os retentores fixos também funcionam como talas periodontais - bem como aqueles com espaçamento ou diastemas de linha média, fechamento de espaço complexo após extrações, rotações dentárias severas, mordidas abertas, caninos impactados e até mesmo como mantenedores de espaço antes da implantação de implantes dentários - todos requerem o uso de retentores fixos.

Especificidades da retenção após a terapia com alinhadores Clear

Ao tratar pacientes com aparelhos fixos ou com alinhadores transparentes, os princípios gerais que se aplicam ao planeamento do tratamento e que têm um impacto básico na probabilidade de recidiva e na estabilidade do tratamento são igualmente pertinentes. Dito isso, existem algumas diferenças entre a fase de retenção após o tratamento ortodôntico com alinhadores transparentes e a fase de retenção após a terapia com aparelhos fixos.

A maior desvantagem do planeamento da retenção após a terapia com alinhadores transparentes (CAT) é a dificuldade em conseguir a articulação final e a intercuspidação nos segmentos posteriores. Em contraste, com o tratamento com aparelhos fixos, um contacto oclusal ideal pode ser alcançado na fase final do tratamento através do uso de elásticos de assentamento. A mordida aberta posterior é frequente no (CAT). Várias circunstâncias podem levar a isso, como por exemplo, um torque inadequado dos incisivos superiores ou mesmo dos inferiores, ou um contacto anterior prematuro dos incisivos como resultado de uma intrusão insuficiente dos incisivos inferiores.

Mesmo com alinhadores adicionais para corrigir este problema, é frequente permanecer uma pequena mordida aberta. É necessário dar aos dentes posteriores, nestas situações, a oportunidade de fazerem o melhor contacto possível - um assentamento natural - com os seus antagonistas. Neste sentido, pode não ser aconselhável a utilização de alinhadores transparentes para retenção, uma vez que estes podem impedir completamente este processo natural, o que reduziria a eficácia da sedimentação em comparação com a utilização dos aparelhos Hawley.

É fundamental que o procedimento de contenção inclua o uso de retentores fixos superiores e inferiores que se estendam de canino a canino nos casos de mordidas abertas em que a extrusão dos incisivos faz parte do tratamento. A erupção involuntária dos últimos molares e a consequente reabertura da mordida também devem ser evitadas com a colocação de contenções termoplásticas em todos os dentes das arcadas superior e inferior.

Um benefício óbvio do CAT é a sua capacidade de prever a posição final dos incisivos inferiores com extrema precisão durante o planeamento do tratamento. Isto dá ao médico a capacidade de antecipar e minimizar a proclinação indesejável dos incisivos e, consequentemente, a recidiva projectada.

Para a estabilização a longo prazo da posição dos incisivos inferiores, as contenções fixas podem ainda ser a opção de retenção mais fiável, apesar de oferecerem um controlo preciso sobre a posição dos incisivos inferiores. A manutenção da alteração oclusal inter-arcos após o tratamento da classe II pode necessitar da utilização de retentores termoplásticos com asas de precisão ou de um ativador de retenção na mordida de construção. Uma placa de retenção removível é uma opção mais adequada em casos de mordida cruzada, onde a expansão transversal é necessária. É mais rígida, mantém melhor a dimensão transversal final e é facilmente ajustável através de desgaste seletivo nos casos em que é necessário um assentamento para completar a articulação.

Protocolo de conservação e calendário dos controlos durante o período de conservação

Na maioria das situações, a nossa organização segue o seguinte protocolo de retenção. Se um paciente não tiver uma contenção fixa maxilar colada, é aconselhável que use a contenção a tempo inteiro durante os primeiros meses. Normalmente, isto implica o uso de uma contenção termoplástica durante o dia e de um aparelho Hawley à noite, de modo a obter 24 horas de uso da contenção, excluindo o tempo que o paciente tem para comer, beber, escovar os dentes e, eventualmente, praticar desporto.

Quando é usada uma contenção fixa, o protocolo permanece o mesmo, com a exceção de que o aparelho removível é usado apenas durante a noite desde o início. Os pacientes são solicitados a usar o aparelho de contenção durante a noite durante o restante do primeiro ano de contenção, depois a cada duas noites no segundo ano, duas vezes por semana no terceiro ano e uma vez por semana depois disso.

Aconselha-se um período de contenção mais longo para pacientes que tenham sido submetidos a cirurgia ortognática ou que tenham resultados de tratamento comprometidos, uma vez que estes pacientes têm maior probabilidade de recaída. Os pacientes em crescimento com más oclusões sagitais ou verticais também devem continuar a usar aparelhos de contenção até ao fim do seu crescimento.

Durante todo o período de retenção, os pacientes são instruídos a fazer controlos de rotina. Durante o primeiro ano, o horário recomendado é uma vez a cada três ou quatro meses; no segundo ano, duas vezes por ano e, depois disso, pelo menos uma vez por ano. Atualmente, existe uma tendência para manter as contenções coladas indefinidamente, independentemente da má oclusão inicial, mas apenas com o consentimento prévio do paciente. Os pacientes são informados de que, embora a contenção possa terminar num determinado momento, a sua dentição irá mudar continuamente ao longo da sua vida. Uma forma de esta mudança se manifestar é o aparecimento de diferentes anomalias na zona anterior cosmeticamente exposta.

Assim, se o paciente quiser manter os dentes alinhados, terá de continuar a usar uma contenção adesiva ou removível, ou terá de aceitar o risco dessas modificações. No entanto, devem ser avaliados com frequência, se não anualmente, devido às dificuldades previstas e não previstas associadas ao uso prolongado de uma contenção adesiva.

<u>CONCLUSÃO</u>

Os alinhadores podem agora corrigir a má oclusão numa proporção crescente de casos, de acordo com dados clínicos e científicos. No entanto, há muitas evidências que mostram que eles são limitados na sua capacidade de alcançar o crescimento transversal através do movimento físico. Além disso, parece que eles não conseguem desdentar caninos e pré-molares de forma previsível. Além disso, foram mencionadas restrições para os movimentos relacionados à extrusão e intrusão, bem como para o gerenciamento da sobremordida e das interações oclusais. Sugerimos um método híbrido que combina a terapia com alinhadores e outros dispositivos ortodônticos para produzir resultados clínicos previsíveis e desejáveis. Essa abordagem é baseada nas descobertas e no entendimento de que uma série interminável de alinhadores não pode ser a solução para esses problemas.

Em conclusão, a biomecânica dos alinhadores representa uma abordagem sofisticada para o tratamento ortodôntico, oferecendo uma alternativa viável aos aparelhos tradicionais. Os alinhadores utilizam princípios de aplicação de força controlada e movimento dentário para deslocar gradualmente os dentes desalinhados para as suas posições desejadas. Os aspectos chave da biomecânica dos alinhadores incluem:

1. <u>Personalização:</u> Os alinhadores são feitos à medida de cada paciente, assegurando um ajuste preciso e um plano de tratamento personalizado, adaptado à sua má oclusão específica.

2. <u>Propriedades do material:</u> Os alinhadores são normalmente feitos de material plástico transparente, sem BPA, que é confortável de usar e praticamente invisível, proporcionando benefícios estéticos e minimizando o desconforto durante o tratamento.

3. Movimento Sequencial dos Dentes: Os alinhadores são usados numa
série de moldeiras sequenciais, sendo cada moldeira concebida para aplicar
forças suaves e controladas para mover gradualmente os dentes para o
alinhamento correto. Esta abordagem sequencial permite um controlo
preciso dos movimentos dos dentes ao longo do processo de tratamento.

4. Utilização de attachments: Os attachments, pequenas saliências da cor
do dente coladas a dentes específicos, podem ser utilizados para melhorar a
biomecânica dos alinhadores, proporcionando uma alavanca adicional para
o movimento do dente, particularmente em casos de más oclusões mais
complexas.

5. Redução interproximal (IPR): Em casos de apinhamento, a redução
interproximal (IPR) pode ser efectuada para criar espaço para a
movimentação dentária, aumentando ainda mais a eficácia do tratamento
com alinhadores.

6. Conformidade do paciente: A colaboração do paciente desempenha
um papel crucial na biomecânica dos alinhadores, uma vez que os
alinhadores devem ser usados de forma consistente durante o tempo
prescrito todos os dias para obter resultados óptimos. As consultas
regulares de acompanhamento com o ortodontista são necessárias para
monitorizar o progresso e fazer quaisquer ajustes necessários ao plano de
tratamento.

De um modo geral, os alinhadores oferecem uma opção de tratamento
ortodôntico versátil e eficaz, com uma biomecânica concebida para tratar
uma vasta gama de más oclusões, proporcionando aos pacientes um maior
conforto, estética e comodidade em comparação com os aparelhos

tradicionais. No entanto, é importante que os pacientes compreendam que os resultados de um tratamento bem sucedido dependem de factores como a conformidade adequada, a adesão ao plano de tratamento prescrito e a comunicação regular com o seu ortodontista.

REFERÊNCIAS

[1] Lagravere MO , Flores-Mir C . Os efeitos do tratamento com alinhadores ortodônticos Invisalign: uma revisão sistemática. J Am Dent Assoc 2005;136:1724-9 .

[2] Kesling PC . Posicionador de dentes. Google Patents; 1968 .

[3] Ponitz RJ . Retentores invisíveis. Am J Orthod 1971;59:266-72 .

[4] McNamara JA . Aparelhos de contenção invisíveis. J Clin Orthod 1985;19:570-8

[5] Sheridan J , LeDoux W , McMinn R . Retentores Essix: fabrico e supervisão para uma retenção permanente. J Clin Orthod 1993;27:37-45 .

[6] Beers A , Choi W , Pavlovskaia E . Planeamento e análise de tratamentos assistidos por computador. Orthod Craniofac Res 2003;6:117-25 .

[7] Martorelli M , Gerbino S , Giudice M , Ausiello P . Comparação entre aparelhos ortodônticos transparentes e removíveis personalizados fabricados com técnicas RP e CNC. Dent Mater 2013;29:e1-10 .

[8] Boyd RL , Miller R , Vlaskalic V . O sistema Invisalign na ortodontia de adultos: casos de apinhamento ligeiro e de encerramento de espaços. J Clin Orthod 20 0 0;34:203-12 .

[9] Papadimitriou A , Mousoulea S , Gkantidis N , Kloukos D . Eficácia clínica do tratamento ortodôntico Invisalign®: uma revisão sistemática. Prog Orthod 2018;19:37 .

[10] Robertson L , Kaur H , Fagundes NCF , Romanyk D , Major P , Flores Mir C . Eficácia da terapia com alinhadores transparentes para tratamento ortodôntico: uma revisão sistemática. Orthod Craniofac Res 2020;23:133-42 .

[11] Hennessy J , EA Al-Awadhi . Alinhadores transparentes gerações e movimento dentário ortodôntico. J Orthod 2016;43:68-76 .

[12] Guan X , Chang DT , Yan Y , Zhang YW , Zhou YH , Song Y . [Eficácia clínica dos alinhadores transparentes no tratamento da protrusão bimaxilar]. Zhonghua Kou Qiang Yi Xue Za Zhi 2017;52:549-53 [Artigo em chinês] .

[13] Jiang T , Jiang Y-N , Chu F-T , Lu P-J , Tang G-H . Um estudo

tomográfico computorizado de feixe cónico que avalia a eficácia do movimento dos incisivos com alinhadores transparentes: avaliação da inclinação pura dos incisivos, inclinação controlada, translação e torque. Am J Orthod Dentofacial Orthop 2021;159:635-43 .

[14] Rossini G , Parrini S , Castroflorio T , Deregibus A , Debernardi CL . Eficácia dos alinhadores transparentes no controlo da movimentação dentária ortodôntica: uma revisão sistemática. Angle Orthod 2015;85:881-9 .

[15] Mota Junior SL , Hartmann GC , Vitral RF , Tanaka OM . Eficácia da movimentação de incisivos com alinhadores transparentes: e as mudanças de intervalo para alinhadores? Am J Or- thod Dentofacial Orthop 2021;160:489 .

[16] Charalampakis O , Iliadi A , Ueno H , Oliver DR , Kim KB . Precisão de alinhadores claros: um estudo retrospetivo de pacientes que precisaram de refinamento. Am J Orthod Dentofacial Orthop 2018;154:47-54

[17] Tepedino M , Paoloni V , Cozza P , Chimenti C . Movimento de dentes anteriores usando alinhadores transparentes: uma avaliação tridimensional e retrospetiva. Prog Orthod 2018;19:9 .

[18] Ke Y , Zhu Y , Zhu M . Compara a eficácia do tratamento entre as terapias com alinhador transparente e aparelho fixo. BMC Oral Health 2019;19:24 .

[19] Cortona A , Rossini G , Parrini S , Deregibus A , Castroflorio T . Terapia ortodôntica com alinhador transparente de dentes mandibulares rotacionados com formato redondo: um estudo de elementos finitos. Angle Orthod 2020;90:247-54 .

[20] Weir T . Alinhadores transparentes no tratamento ortodôntico. Aust Dent J 2017;62(suppl 1):58-62 .

[21] Tamer ' I , Ozta .s E , Mar .s an G . Tratamento ortodôntico com alinhadores transparentes e a realidade científica por detrás da sua comercialização: uma revisão da literatura. Turk J Orthod 2019;32:241-6 .

[22] Barone S , Paoli A , Razionale AV , Savignano R . Design computacional e engenharia de alinhadores ortodônticos poliméricos. Int J Numer Method Biomed Eng 2017;33:e2839 .

[23] Wheeler TT . Tratamento ortodôntico com alinhadores transparentes. Seminários em Ortodontia. PhiladelphiaElsevier; 2017 .

[24]   Simon M , Keilig L , Scwarze J , Jung BA , Bourauel C . Forças e momentos gerados por alinhadores termoplásticos removíveis: torque incisivo, desrotação de pré-molares e distalização de molares. American Journal of Orthodontics 2014;145:728-36 .

[25]   Li Y , Zhan Q , Bao M , Yi J , Li Y . Respostas biomecânicas e biológicas do peri odonto na movimentação dentária ortodôntica: atualização em uma nova década. Int J Oral Sci 2021;13:20 .

[26]   Mantovani E , Castroflorio E , Rossini G , et al. Análise de microscopia eletrónica de varrimento do encaixe do alinhador nos acessórios de ancoragem. J Orofac Orthop 2019;80:79-87 .

[27]   Hahn W , Engelke B , Jung K , et al. Forças iniciais e momentos proporcionados por aparelhos termoplásticos móveis durante a rotação de um incisivo central superior. Angle Orthod 2010;80:239-46 .

[28]   Cervinara F , Cianci C , De Cillis F , et al. Estudo experimental das pressões e dos pontos de aplicação das forças exercidas entre o alinhador e o dente. Nano- materials (Basel) 2019;9:1010 .

[29]   Greco M, Rombolà A. Rampas de mordida de precisão e alinhadores: uma escolha electiva para o tratamento da mordida profunda. J Orthod 2021. doi: 10.1177/14653125211034180 .

[30]   Kanpittaya P , et al. Clear aligner: eficácia, limitações e considerações. J Dent Assoc Thai 2021;71:232 .

[31]   Harris K, Ojima K, Dan C, Upadhyay M, Alshehri A, Kuo CL, et al. Avaliação do fechamento de mordida aberta usando alinhadores claros: um estudo retrospetivo. Prog Orthod 2020;21(1):23. doi: 10.1186/s40510- 020- 00325- 5 .

[32]   Giancotti A , Garino F , Mampieri G . Uso de alinhadores transparentes em casos de mordida aberta: uma opção de tratamento inesperada. J Orthod 2017;44:114-25 .

[33]   Burstone CJ . Física e ortodontia clínica: 100 anos atrás e hoje. Am J Orthod Dentofacial Orthop 2015;147:293-4 .

[34]   Levrini L , Carganico A , Abbate L . Expansão maxilar com alinhadores transparentes na dentição mista: um estudo preliminar com o sistema Invisalign(R) First. Eur J Paediatr Dent 2021;22:125-8 .

[35]   Malik OH , McMullin A , Waring DT . Ortodontia invisível parte 1:

invisalign. Dent Update 2013;40:203-4 207-10, 213-5 .

[36]   Lee BW . Os requisitos de força para o movimento dentário, parte I: inclinação e movimento corporal. Aust Orthod J 1995;13:238-48 .

[37]   Karras T , Singh M , Karkazis E , Liu D , Nimeri G , Ahuja B . Eficácia dos attachments In- visalign: um estudo retrospetivo. Am J Orthod Dentofacial Orthop 2021;160:250-8 .

[38]   Baldwin DK , King G , Ramsay DS , Huang G , Bollen A-M . Tempo de ativação e rigidez do material de aparelhos ortodônticos removíveis sequenciais. Parte 3: pacientes com extração de pré-molares. Am J Orthod Dentofacial Orthop 2008; 133:837-45 .

[39]   Hahn W , Zapf A , Dathe H , et al. Torcer um incisivo central superior com forças de alinhamento e princípios biomecânicos. Eur J Orthod 2010;32:607-13 .

[40]   Zhang X-J , He L , Guo H-M , Tian J , Bai Y-X , Li S . Avaliação digital tridimensional integrada da precisão do movimento dentário anterior utilizando alinhadores transparentes. Korean J Orthod 2015;45:275-81 .

[41]   Dai F-F , Xu T-M , Shu G . Comparação do movimento dentário alcançado e previsto dos primeiros molares superiores e incisivos centrais: tratamento da extração do primeiro pré-molar com Invisalign. Angle Orthod 2019;89:679-87 .

[42]   Haouili N , Kravitz ND , Vaid NR , Ferguson DJ , Makki L . O Invisalign melhorou? Um estudo de acompanhamento prospetivo sobre a eficácia da movimentação dentária com In- visalign. Am J Orthod Dentofacial Orthop 2020;158:420-5 .

[43]   Kravitz ND , Kusnoto B , BeGole E , Obrez A , Agran B . Como é que o Invisalign funciona? Um estudo clínico prospetivo que avalia a eficácia da movimentação dentária com Invisalign. Am J Orthod Dentofacial Orthop 2009;135:27-35 .

[44]   Ganta GK , et al. Alinhadores transparentes, a solução estética: uma revisão. Int J Dent Mater 2021;3:90-5 .

[45]   Kravitz ND , Kusnoto B , Agran B , Viana G . Influência dos attachments e da redução in- terproximal na precisão da rotação do canino com Invisalign. Um estudo clínico prospetivo. Angle Orthod 2008;78:682-7 .

[46]   Garnett BS , Mahood K , Nguyen N , et al. Comparação cefalométrica do tratamento da mordida aberta anterior em adultos utilizando alinhadores transparentes e aparelhos fixos. Angle Orthod 2019;89:3-9 .

[47]   Lombardo L , Palone M , Longo M , et al. Comparação de raios X de microCT do espaço do alinhador e espessura de seis marcas de alinhadores: um estudo in-vitro. Progr Orthod 2020;21:1-12 .

[48]   Tanne K , Koenig HA , Burstone CJ . Relações momento/força e o centro de rotação. Am J Orthod Dentofacial Orthop 1988;94:426-31 .

[49]   Lin E , Julien K , Kesterke M , Buschang PH . Diferenças na qualidade do caso acabado entre Invisalign e aparelhos fixos tradicionais: um estudo controlado randomizado. Angle Orthod 2021.

[50]   Cattaneo PM , Dalstra M , Melsen B . Relação momento-força, centro de rotação e nível de força: um estudo de elementos finitos que prevê a sua interdependência para regimes de carga ortodôntica simulados. Am J Orthod Dentofacial Orthop 2008;133:681-9 .

[51]   Lindauer SJ . O básico da mecânica ortodôntica. Seminários em Ortodontia. Filadélfia: Elsevier; 2001 .

[52]   Smith RJ Burstone CJ . Mecânica do movimento dentário. Am J Orthod 1984;85:294-307 .

[53]   Burstone CJ. Ortodontia de módulo variável. Am J Orthod 1981;80(1):1- 16. doi: 10.1016/0 0 02- 9416(81)90192- 5 .

[54]   Montasser MA , Keilig L , El-Bialy T , Riemann S , Jager A , Bourauel C . Efeito das alterações da secção transversal do fio nos níveis de força durante o alinhamento dentário complexo com braquetes convencionais e autoligáveis. Am J Orthod Dentofacial Orthop 2015;147(4 Suppl):S101-8

[55]   Cozzani M , Azizi A , Eslami S , Darnahal A , Pirhadirad A , Jamilian A . Análise de elementos finitos tridimensionais dos resultados da prescrição de braquetes Alexander, Gianelly, Roth e MBT. Int Orthod 2019;17:45-52 .

[56]   Hemingway R , Williams RL , Hunt JA , Rudge SJ . A influência do tipo de braquete no fornecimento de força dos fios de Ni-Ti. Eur J Orthod 2001;23:233-41 .

[57]   Kwon J-S , Lee YK , Lim BS , Lim YK . Propriedades de entrega de força de materiais ortodônticos termoplásticos. Am J Orthod Dentofacial Orthop 2008;133:228-34 .

[58]   Lombardo L , Martines E , Mazzanti V , Arreghini A , Mollica F , Siciliani G . Propriedades de relaxamento de tensão de quatro materiais de alinhadores ortodônticos: um estudo in vitro de 24 horas. Angle Orthod 2017;87:11-18 .

[59]   Ryokawa H , Miyazaki Y , Fujishima A , Miyazaki T , Maki K . As propriedades mecânicas dos materiais termoplásticos dentários num ambiente intra-oral simulado. Orthod Waves 2006;65:64-72 .

[60]   Carniel EL , Fontanella CG , Stefanini C , Natali AN . Um procedimento para a investigação computacional de fenómenos de tensão-relaxamento. Mech Time- Depend Mater 2013;17:25-38 .

[61]   Owman-Moll P , Kurol J , Lundgren D . Força ortodôntica contínua versus força ortodôntica contínua interrompida relacionada com o movimento dentário precoce e reabsorção radicular. Angle Orthod 1995;65:395-401 .

[62]   Berger J , Waram T . Níveis de força dos fios iniciais de níquel titânio. J Clin Or- thod 2007;41:286-92 .

[63]   Chisari JR , McGorray SP , Nair M , Wheeler TT . Variáveis que afectam o movimento dentário ortodôntico com alinhadores transparentes. Am J Orthod Dentofacial Orthop 2014;145:S82-91 .

[64]   Li R, She W, Luo Y, Wang J, Peng Y, Yi Q. A ativação óptima do alinhador de plástico para o movimento distal do canino: uma análise tridimensional de elementos finitos. Odontology 2021. doi: 10.1007/s10266- 021- 00663-8 .

[65]   Kohda N , Iijima M , Muguruma T , Brantley WA , Ahluwalia KS , Mizoguchi I . Efeitos das propriedades mecânicas dos materiais termoplásticos na força inicial dos aparelhos termoplásticos. Angle Orthod 2013;83:476-83 .

[66]   Hahn W , Dathe H , Fialka-Fricke J , et al. Influência da espessura do aparelho termoplástico na magnitude da força exercida sobre um incisivo central superior durante a inclinação. Am J Orthod Dentofacial Orthop 2009;136:12 e1-7, discussão 12-3 .

[67]   Buschang PH , Shaw SG , Ross M , Crosby D , Campbell PM .

Compara a eficiência temporal da terapia de alinhamento e dos aparelhos edgewise convencionais. Angle Orthod 2014;84:391-6 .

[68]   Gracco A , Mazzoli A , Favoni O , et al. Alterações químicas e físicas a curto prazo nos aparelhos invisalign. Aust Orthod J 2009;25:34-40 .

[69]   Condò R , Mampieri G , Giancotti A , et al. Caracterização SEM e análise do envelhecimento em duas gerações de alinhadores invisíveis. BMC Oral Health 2021;21:316 .

[70]   Li F . A Standardized Characterization of the Mechanical and Thermal Properties of Orthodontic Clear Aligners (Uma Caracterização Padronizada das Propriedades Mecânicas e Térmicas dos Alinhadores Ortodônticos Transparentes). Los Angeles, CA: UCLA; 2020 .

[71]   Gold BP , Siva S , Duraisamy S , Idaayath A , Kannan R . Propriedades dos materiais de alinhadores ortodônticos transparentes - uma revisão. J Evol Med Dent Sci 2021;10:3294-301 .

[72]   Vardimon AD , Robbins D , Brosh T . Tensões de von Mises in vivo durante o tratamento Invisalign. Am J Orthod Dentofacial Orthop 2010;138:399-409 .

[73]   Jindal P , Jeneja M , Siena FL , Bajaj D , Breedon P . Propriedades mecânicas e geométricas de alinhadores dentários transparentes termoformados e impressos em 3D. Am J Orthod Dentofacial Orthop 2019;156:694-701 .

[74]   Condo R , Pazzini L , Cerroni L , et al. Propriedades mecânicas de "duas gerações" de alinhadores dentários: análise de alterações durante a permanência oral. Dent Mater J 2018;37:835-42 .

[75]   Wong AK . Materiais elásticos ortodônticos. Angle Orthod 1976;46:196-205 .

[76]   Princípios e biomecânica do tratamento com alinhadores, primeira edição isbn: 9780-323-68382-1 Ravindra Nanda, Tommaso Castroflorio, Francesco Garino, Kenji Ojima.